법제유황의 기적

법제유황의 기적

법제유황의 기적

송봉준 · 김성철 지음

모아북스
MOABOOKS

무조건 수술 권하는
의료계의 현실

스마트폰을 들어 인터넷 창을 열기만 하면 건강 정보가 홍수처럼 쏟아지는 시대다. 의학 기술은 유전자 가위를 논할 만큼 눈부시게 발달했고, 도처에 대형 병원이 들어섰다.

그러나 역설적이게도 난치성 만성 통증에 시달리며 밤잠을 설치는 환자들의 수는 줄어들 기미가 보이지 않는다. 현대 의학의 화려한 겉모습 이면에는 여전히 통증의 굴레에서 벗어나지 못한 채 고통받는 수많은 이들의 그림자가 짙게 깔려 있다.

정보가 너무 많다는 것은 오히려 독이 되기도 한다. 검증되지 않은 의학 지식을 맹신하여 적절한 치료 시기를 놓치거나, 자신의 몸 상태에 맞지 않는 무리한 운동을 강행하다 병을 키우는 사례도 허다하다.

환자들을 더욱 혼란스럽게 만드는 것은 의료계의 엇갈린 진단이다. 같은 환자를 두고도 병원마다, 의사마다 권유하는 치료법이 천차만별이다. 한 곳에서는 조금 더 지켜보자고 하는데, 다른 곳에서는 당장 수술하지 않으면 큰일이 날 것처럼 공포를 조장하기도 한다.

이 과정에서 환자들은 불필요한 수술의 유혹에 노출된다. 물론 수술이 반드시 필요한 응급 상황이나 구조적 결함이 명백한 경우도 존재한다.

그러나 우리 의료 현장에는 통증의 근본 원인을 다스리기보다 눈에 보이는 수치나 영상을 근거로 과감한 절제와 고정술을 권하는 '과잉 진료'의 경향이 엄연히 존재한다. 칼을 대는 순간 돌이킬 수 없는 신체 변화가 일어남에도 불구하고, 수술 이후의 삶에 대해서는 누구도 명쾌한 책임을 지지 않는다.

만성 통증을 극복하기 위해서 이제는 무작정 진통제에 의존하거나 수술대에 오르는 조급함을 내려놓아야 한다. 통증은 우리 몸이 스스로를 살려달라고 보내는 간절한 신호이기 때문이다.

이 신호가 왜 발생했는지, 내 몸 내부의 순환과 면역·재생 시스템 중 어디가 문제인지 그 정확한 원리를 이해하는 것이 치료의 첫 단추가 되어야 한다.

송봉준·김성철 씀

법제유황 요법의
기적을 만나라!

통증은 왜 사라지지 않는가?

그 해답은 어디에 있는가?

우리는 통증과 함께 삶을 살아간다. 어깨를 파고드는 묵직함, 이유 없이 찾아오는 관절의 쑤심, 밤잠을 깨우는 허리의 신호들, 현대 의학은 눈부신 발전을 이루었지만, 진통제는 잠시 통증을 누르고, 통증 시술은 통증 시간을 벌어주고 수술은 또 다른 통증 후유증을 남기는데 몸 깊은 곳에서 반복되는 신체의 불균형은 좀처럼 해결되지 않는다. 수술과 약물의 한계를 경험한 이들이 마지막으로 문을 두드리는 곳은 대부분 '자연요법'에서 찾고 있다.

그중에서도 법제유황은 최근 만성 통증 치유의 강력한 대안으로 급부상하고 있다. 이는 단순히 민간요법의 부활이 아니라, 유황이 가진 생물학적 기전이 현대인의 고질적인 염증 구조를 깨뜨리는 데 탁월하기 때문이다. 유황은 우리 인체를 구성하는 제8의 원소로서 인체의 구조와 대사, 그리고 회복 과정에서 빠질 수 없는 역할을 해왔다. 특히 법제라는 과정을 거친 유황은 전통적인 한의학의 지혜와 현대 과학이 만나 정제 과정을 거쳐서 독성을 완전히 제거한 안전한 약과 식품 원료가 되었다.

이 책은 법제유황을 만병통치약처럼 신비화하지 않고 대신 질문한다. 유황은 몸 안에서 어떤 원리로 작용하는가? 그리고 통증 치유란 단순히 아픔이 사라지는 것이 아니라 몸의 질서가 정상적으로 회복되는 과정이라면 우리는 무엇을 회복해야 하는가?

통증은 우리의 적이 아니라 통증은 몸이 보내는 가장 정직한 언어이다. 법제유황은 몸의 질서가 회복되는 과정에서 가장 중요한 열쇠(Super Key)이며, 그 열쇠인 유황은 우리가 잊고 지냈던 "몸은 스스로 회복을 향해 움직이도록 설계" 되어 있다는 자생력을 깨우는 회복의 열쇠이다. 이 책을 펼친 당신이 통증의 원인을 새롭게 바라보고, 치유를 외부에서 주어지는 것이 아니라 내 몸 안에서 다시 깨어나는 과정으로 인식하게 되기를 바란다.

그리고 법제유황이 주목받는 이유는 다음과 같다.

첫째, 강력한 항염 및 해독 작용으로 통증의 불씨가 되는 염증 환경 자체를 정화한다.

둘째, 조직의 재생과 복구 능력이다.

우리 몸의 연골, 인대, 힘줄을 구성하는 핵심 성분 중 하나가 바로 유황이다. 닳아 없어진 조직에 유황이라는 원료를 공급함으로써, 신체가 스스로 복구될 수 있는 힘을 실어준다.

셋째, 법제유황은 우리 몸의 자생력인 양기(陽氣)를 회복시킨다.

유황은 기혈 순환이 막힌 조직과 세포에 미토콘드리아의 에너지 대사를 촉진시켜 면역력을 상승시키고, 혈류를 개선 시켜서 막혔던 기운이 뚫리면서 통증은 자연스럽게 완화된다. 근본적인 건강한 체질 개선을 통해 통증이 재발하지 않는 몸을 만드는 것, 그것이 바로 법제유황이 제시하는 치유의 본질이다.

이제 약물이나 수술이라는 선택지 외에 근본적인 통증 치유에 대해 알 필요가 있다. 내 몸 안에 잠든 치유의 에너지를 깨우고, 자연이 선물한 유황이라는 원소를 통해 통증의 사슬을 끊어내는 지혜가 필요한 때다.

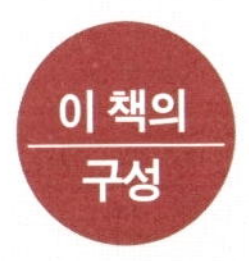

이 책은 다음과 같이 구성되어 있다.

1장 내 몸에 통증이라는 훼방꾼

의학이 발달한 21세기에도 아직 여러 질병들이 정복되지 않고 있지만, 그중에서도 난치성 만성 통증 질환들은 현대인의 삶의 질을 떨어뜨리는 가장 광범위한 질병이다. 두통과 근육통, 요통과 척추 질환, 생리통에 이르기까지, 고질적인 통증에 대해 알아본다.

2장 통증의 근본적인 원인이 무엇일까?

그렇다면 왜 현대인은 이처럼 통증에 시달리는가? 통증은 우리 몸의 시스템이 무너졌을 때 나타나는 증상이다. 면역 체계와 신경 전달, 혈액 순환과 근골격계 이상, 나아가 심리적인 원인에 이르기까지 통증의 근본적인 원인을 알아본다.

3장 질병과 통증 들여다보기

수술과 약물치료를 반복해도 쉽게 낫지 않는 통증들의 종류별 원인을 구체적으로 살펴본다. 골관절염과 무릎관절염, 두통, 목 디스크, 허리 디스크로 인한 허리 통증, 근육통과 오십견, 척추관협착증과 척추관절질환, 섬유근육통의 원인을 알아본다.

4장 치유와 법제유황의 비밀

일찍이 미국의 의학계에서는 식이유황으로 일컫는 MSM의 다양한 치유 효능에 대해 연구해 왔다. 한의학에서도 오래전부터 법제유황을 약재로 사용해 왔다. 이에 최근에는 현대적인 기술을 활용해 독성을 제거한 법제유황을 식품으로 개발해 다양한 증상에 활용하고 있다.

5장 건강을 찾은 사람들

법제유황 섭취를 통해 난치성 통증 질환의 완화 및 개선 효과를 체험한 사람들의 실제 경험담을 들어본다.

6장 학계 임상 연구 사례

국내·외 학계에서 법제유황에 주목하고 있는 실제 연구 사례와 그 결과들을 알아본다.

7장 무엇이든 물어보세요?

건강식품으로서의 식이유황 섭취와 관련해 가장 많은 사람들이 궁금해하는 핵심 질문 20개를 정리하였다.

통증에 해당하는 체크리스트

1. 오랫동안 통증 질환으로 인해 고생했으며, 지금도 어딘가가 계속 아프다. ☐

2. 골관절염, 무릎관절염, 두통, 편두통, 목 디스크, 허리 통증, 손목 통증, 근육통, 오십견, 척추관협착증, 척추관절질환, 섬유근육통, 그 외 난치성 통증 질환을 앓고 있다. ☐

3. 통증 치료를 위해 통증클리닉, 수술병원 등 다양한 의료기관을 전전하며 진통제, 신경 차단술, 침 치료, 수술 등 온갖 치료를 안 해본 게 없다. ☐

4. 평소 다양한 종류의 진통제를 복용하거나, 진통제의 종류와 성분별 차이에 대해 섭렵하고 있다. ☐

5. 약물치료, 한방치료, 물리치료, 도수치료 등 통증 완화를 위해 수 많은 방법들로 치료를 해본 적이 있다. ☐

6. 운동과 스트레스 관리를 해야 한다는 걸 알지만 바빠서 잘 못 지키고 있다. ☐

7. 수술, 시술 등 다양한 통증 치료를 시도했다가 다시 악화되거나 재발한 적이 있다. ☐

8. 영양제나 건강기능식품에 대한 불신이 있다. ☐

9. 진통제에 지나치게 의존하거나 수많은 약을 복용하고 있다. ☐

10. 진통제에 점점 더 내성이 생기는 것을 알면서도 약에 의존하는 것 외에는 다른 방법이 없는 것 같아 체념하고 있다. ☐

위 항목 중 3개라도 당신에게 해당하는 것이 있다면, 이 책을 읽으며 당신의 통증 관리와 건강 관리를 근본적으로 바꿀 수 있다. 통증이란 무엇이며, 어떤 원리를 통해 치료할 수 있을지 알아보자.

차례

1장 — 내 몸에 통증이라는 훼방꾼

2장 — 통증의 근본적인 원인이 무엇일까?

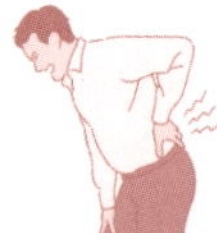
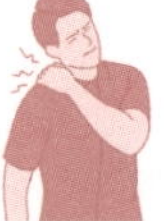
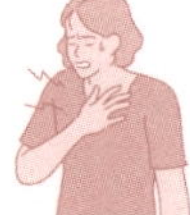
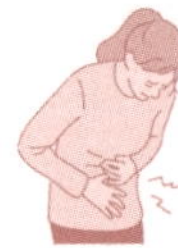
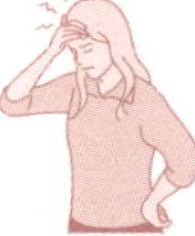
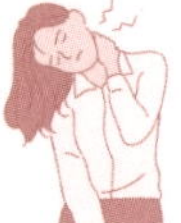

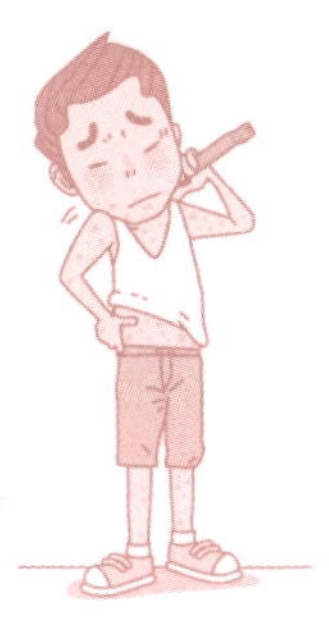

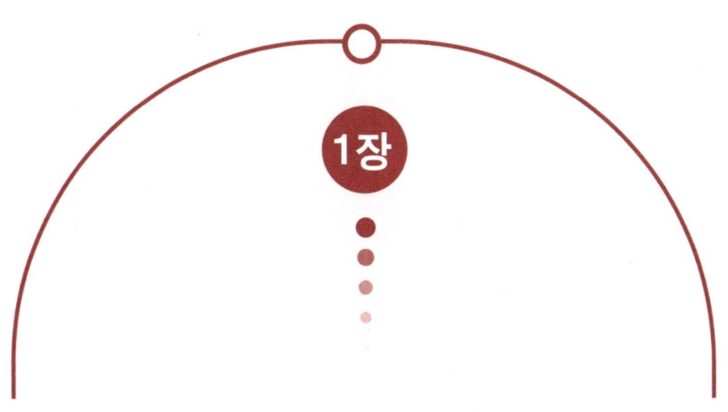

1장

내 몸에
통증이라는 훼방꾼

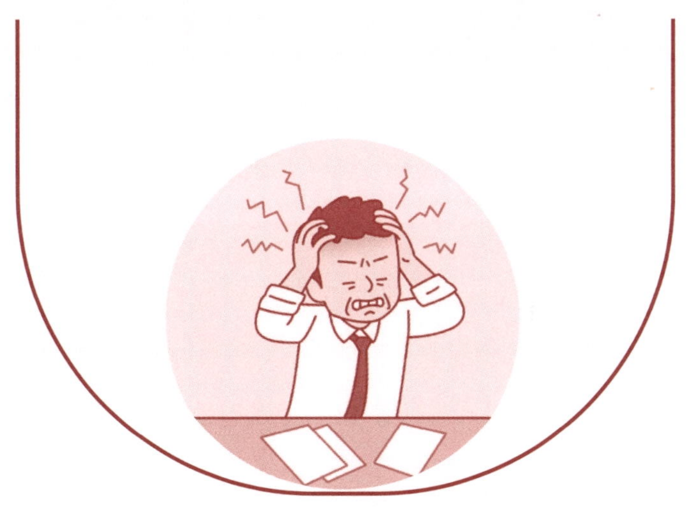

통증으로 고통받는 현대인들

통증은 습관이 쌓여 발생한다

목이나 어깨, 허리, 엉덩이, 관절, 눈, 머리, 흉부 같은 흔한 통증 부위 외에 사실상 우리 몸은 모든 부분에서 통증이 일어난다. 우리가 느끼는 일상적인 통증들을 부위별로, 종류별로 분류하자면 한두 가지가 아닐 것이며, 미세하면서도 반복적인 통증들까지 합하면 아무리 긴 목록을 작성해도 부족할지 모른다.

여기서 우리는 한 가지 사실에 주목해야 한다. **이 일상적인 통증들은 엄청난 질병으로 인한 통증이라기보다는 잘못된 생활 습관이나 스트레스 관리 실패, 영양 섭취의 불균형 등 지극히 일상적인 건강 습관에서 비**

롯된다는 점이다.

실제로 허리 디스크는 꼭 무거운 것을 들다가 허리를 다친 사람에게만 찾아오는 병이 아니라 크게 다치기 전에 잘못된 자세 등으로 서서히 몸이 망가진 결과인 것이다. 따라서 통증의 종류를 알아보려면 우리 생활 습관의 깊은 부분으로 들어가 각각의 통증들을 분류해 볼 필요가 있다.

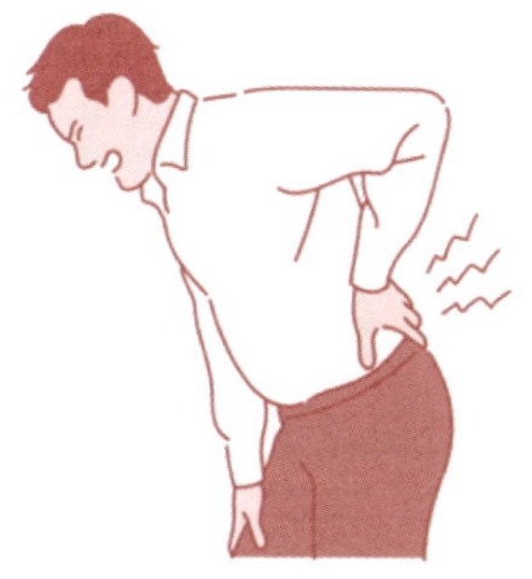

쑤시고 결리는 근육통

탄력성을 잃은 근육은

근육통에서 대표적인 것은 근근막 통증 증후군이다. 근근막 통증 증후군이란 근육과 근육을 싸고 있는 막에서 유래되는 통증을 말한다.

우리 몸의 근육은 적절한 수축과 이완을 통해 근육 자체의 기능을 유지한다. 이때 부자연스럽거나 긴장된 자세를 반복해 장기간 근육이 과도하게 긴장하면 근육이 자체의 탄력성을 잃고 쉽게 수축되어 딱딱해지게 된다.

이렇게 **근육이 딱딱해질 경우 근육 내 분포하는 신경이 눌리고 혈관이 압박되어 근육 내에서 생긴 통증 물질들이 배출되지 못하고 축적되어 통증이 유발된다.** 주로 목, 어깨, 등, 허리, 엉덩이, 뒷무릎에 발생한다.

가만히 앉아 있는 것이 독

이 근근막 통증 증후군에는 여러 요인들이 있는데 척추가 휘어 있거나 팔다리 길이가 달라 근육이 비대칭으로 발달했거나 외상을 크게 입은 경우에도 생길 수 있다.

그런데 놀라운 것은 이 근근막증후군이 완벽주의자들, 한자리에 앉아 오래 일하면서 똑같은 자세로 앉아 있는 이들에게도 자주 나타난다는 점이다.

예를 들어 하루 열 시간 이상 공부하거나 일하는 직장인들과 학생들의 경우 고개를 숙인 채 책을 보고 컴퓨터를 조작하면서 신체적 무리가 목이나 어깨, 허리처럼 스트레스를 잘 받는 부위의 근육에 통증 유발점을 생성시킨다. 그리고 이 **통증이 다시 스트레스가 되어 통증 유발점을 활성화시켜 일종의 악순환의 고리를 생성해 통증도 심해진다.**

피로감과 우울증까지 유발

만성 전신성 통증 질환으로서 만성 피로감, 수면장애, 우울증 등을 동반하는 질환인 섬유 근통 증후군도 마찬가지로 주요 근육통이다.

섬유근통이란 관절 주위에 있는 인대, 근육, 힘줄 등 연부 조직 류머티즘의 일종으로서, 특정 인대·근육 접합부를 눌렀을 때 통증이 생기는 질환이다.

이 섬유근통 환자들은 흔히 병원에 가서도 제대로 된 병명이 나오지 않아 꾀병이라고 불리는 경우가 많다. 이것은 이들이 일반사람은 쉬이 넘기는 자극도 통증으로 받아들이기 때문이다.

보통 40, 50대 여성에게서 많이 나타나지만 전 연령에 걸쳐 생길 수 있다. 최근 보고에서는 경북 포항, 울진을 대상으로 한 조사에서 2.2%가 섬유근통을 앓고 있었다. 특히 나이가 들수록 증가하는 경향이 있다.

이 섬유근통이 발생하는 기전 역시 스트레스, 정신적 중압감 등이 원인이다. **오랜 시간 불면증을 앓았거나 과로했을 때 쉽게 생길 수 있고 거의 90% 이상이 여성 환자들이다.**

근육통에 대한 처방

규칙적인 유산소 운동

정기적으로 적절하게 실시하는 유산소 운동은 통증과 피로감을 줄여

준다. 약물 치료로 증상을 어느 정도 호전시킨 다음 시작하는 게 바람직
하다. 걷기, 자전거 타기, 수영 등 가벼운 운동이 좋고 서서히 운동량을
늘려야 한다.

스트레스 조절

스트레스를 적절하게 조절하는 것도 중요한데, 심호흡이나 명상 등의
방법이 많이 사용된다. 충분한 수면과 술·담배·카페인 섭취를 제한할
필요도 있다.

특히 통증에 너무 매몰되거나 걱정하면 오히려 증상이 악화되기 때문
에 긍정적인 생각으로 즐거운 일을 찾아 집중하는 것도 도움이 된다.

평소에 자리에 앉아 일할 때는 지나치게 고정적인 자세로 일하지 않
고, 중간 중간에 휴식을 취해야 하며, 무엇보다 스트레스를 받지 않기 위
해 마음을 편히 먹을 필요가 있고 호흡명상 등을 통해 스트레스를 잘 해
소해야 한다.

심각한 거북목 증후군

현대인의 새로운 질병

거북목이란 가만히 있어도 머리가 거북이처럼 앞으로 구부정하게 굽어져 있는 목을 말한다. 일자목이라고도 불리는데, 옆에서 봤을 때 원래 목뼈는 C자형 곡선이어야 하는데, 일직선에 가까운 형태인 경우가 많아서이다.

문제는 이 작은 부위의 문제가 나중에는 심각한 척추 질환을 야기할 수도 있다는 점이다.

이 거북목은 휴대폰과 컴퓨터 사용이 잦거나, TV 시청 시간이 길거나, 운전 습관이 잘못되거나 출퇴근 버스에서 자주 조는 사람 등이 잘 걸린다. 또한 종일 컴퓨터를 사용하는 일반사무직, 컴퓨터 디자이너, 프로그

래머나 상체를 숙여 작업하는 건축사, 의상디자이너 등에게서도 많이 발생한다.

장시간 TV를 시청하거나 컴퓨터, 스마트폰 게임을 즐기는 아이들도 거북목에 쉽게 노출되고 있다.

거북목에 대한 처방

거북목은 심한 경우 목 디스크와 같은 근골격계 질환을 유발한다.

목뼈에 충격이 가해질 때 정상 목뼈는 C형으로 스프링처럼 충격을 분산시키는 역할을 하지만, 거북이처럼 목을 앞으로 내민 자세는 충격완화 능력이 현저히 떨어진다. 또한 목뼈 사이의 쿠션 역할을 하는 디스크 역시 지속적으로 압박을 받아 찌그러져 목 디스크로 발전하게 될 수 있다.

따라서 잘못된 자세로 인한 거북목을 예방하기 위해서는 올바른 자세를 습관화하는 게 제일 중요하다.

장시간 스마트폰과 컴퓨터 사용 자제

거북목은 스마트기기를 자주 사용하는 현대인들의 대표적인 질환이며 올바른 자세에 소홀한 사람들에게 자주 오는 만큼 항상 목의 올바른 자세에 유념해야 한다. 거북목을 부르는 가장 대표적인 자세는 모니터를 보기 위해 턱을 앞으로 빼는 자세다.

처음에는 의식적으로 바른 자세로 모니터를 보다가도 점차 어깨가 움츠러들면서 고개가 앞으로 나오고 자세가 변형되기 때문이다.

출퇴근 버스나 지하철에서 졸 때 주의

통근 수단에서 졸 때 대부분은 고개를 앞으로 숙인다. 특히 장거리 출퇴근자의 경우 수면시간이 길기 때문에 거북목 자세가 장시간 유지되게 된다.

그러나 등을 제대로 지지하지 않으면 상체가 점점 앞으로 나오면서 고개까지 구부정해지고 이런 자세가 지속되면 목 뒤 근육과 어깨 근육이 쉽게 긴장되고 피로해지게 된다.

따라서 이때는 머리를 의자에 바짝 기대 밀착시켜 자거나 의자 등받이가 낮은 경우에는 옆 유리창에라도 기대고 자는 것이 좋다.

휴대폰과 스마트기기 주의

스마트폰, 태플릿 기기, 휴대용 게임기 등이 폭발적으로 인기를 끌고 보급률이 치솟으면서 지하철, 버스 안에서 고개를 파묻은 채 액정화면에 푹 빠져 있는 사람들이 늘고 있다.

하지만 이처럼 눈높이보다 낮게 화면을 오래 내려다보면 거북목 자세로 굳어버리는 만큼 되도록 장시간 보지 않거나 눈높이를 맞춰주는 것이 필요하다.

운전 습관 바로잡기

운전할 때 시야 확보를 위해 자동차 핸들에 바짝 붙어 운전할 때가 자주 있다. 하지만 핸들에 가까이 다가가면 목이 앞으로 빠지고 등은 점점 굽어 거북목 자세가 된다. 따라서 운전할 때는 핸들에서 되도록 몸을 멀리 유지하고 뒷머리에 목 받침대를 받치는 것이 좋다.

현대인의 만성 통증 거북목 증후군

정상적인 목뼈는 C자형 커브를 이루지만 장시간 고개를 숙인 자세를 유지하는 잘못된 습관으로 인해 이 커브가 사라지고 일자 형태로 변형되면서 목 통증이 발생한다. 스마트폰, 컴퓨터 사용 등으로 고개를 숙인 자세가 지속되어 목과 어깨에 통증이 생기는 이 질환을 거북목 증후군, 혹은 일자목 증후군(Forward head posture), 라운드 숄더 자세(Rounded shoulder posture), 텍스트 넥 증후군(Text neck syndrome)이라고 부른다.

증상

- 목 주변과 어깻죽지가 아픔

- 잦은 두통

- 눈의 피로나 건조한 느낌이 자주 듦

- 피로감, 정신적 압박감, 불안, 짜증 등이 잦아짐

- 불면증이 생김

진단

외이도에서 내린 수직선이 어깨 중심에서 내린 수직선보다 앞에 놓인 상태이면 거북목 증후군이라 할 수 있다. 평소 목과 어깨에 통증이 있다면 거북목 증후군으로 진단한다. 추가적으로, 엑스레이나 MRI(자기공명영상검사) 등의 정밀검사를 통해 진단할 수 있다.

원인과 치료

거북목 증후군의 주요 원인은 고개를 숙인 자세로 스마트폰, 태블릿, 컴퓨터 등을 자주, 장시간 사용하는 것이다. 이러한 자세가 오래 지속되면 목 뼈 주변의 근육, 인대, 디스크에 부담이 가해져 통증이 발생한다.

- 고개를 15도 숙이면 목에 걸리는 하중이 12kg으로 늘어나며, 각도가 커질수록 목에 가해지는 부담도 커진다.
- 약물치료, 스트레칭, 근육 강화 운동, 도수나 추나치료 등으로 치료하며 통증이 심한 급성기에는 얼음찜질, 이후에는 온찜질이 도움이 된다.
- 스마트폰 사용 시간을 줄이고, 올바른 자세를 유지하며, 중간중간 스트레칭을 자주 하는 것이 필요하다.

출처 : 질병관리청 국가건강정보포털

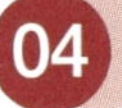

몸을 무겁게 하는 요통

다양한 원인으로 발생

요통은 허리가 아픈 증세를 통틀어 이르는 말로 원인은 크게 3가지다.

첫째, 요추나 천추 등의 구조나 역학적인 이상이다.
둘째, 허리의 근육 · 근막(筋膜) · 건(腱), 신경 장애 때문이다.
셋째, 내장 장기 질환과 골반 장기의 질환이다.

인간은 직립보행을 하는 만큼 이 요부에 역학적인 약점이 생겨 요통을 앓기 쉽다. 추간판탈출증(허리 디스크), 변형성 척추증, 척추 후 관절증 같은 정형외과적 질환은 물론, 췌장질환, 위 · 십이지장질환, 담낭질환, 당뇨병성 신경염 등으로 인한 내과적 질환으로도 발생한다. 또 자궁위치

이상·월경·임신·골반염·자궁암·난소종양 외에 신장종양·요로 결석 같은 산부인과·비뇨기과적 질환으로도 나타난다.

원인이 분명하지 않은 요통처럼 수많은 원인들이 존재하고 아픔의 정도와 증세도 다양하다.

요통에 대한 처방

추나요법 등 한방치료

현대 의학에서는 주로 수술로 치료하고 심할 경우 외과적 수술이 겸비되어야 한다. 하지만 등뼈가 돌아가거나 휘어지거나 간격이 좁아지거나 디스크가 눌리는 등의 균형이 깨진 것을 손으로 밀고 당겨서 바로잡아 주는 추나요법과 침 치료, 약침 치료, 한약복용 등을 병행하면서 척추 인대, 근육 등 주위 조직을 강화시켜 회복을 촉진시키고 재발을 방지하는 것이 보다 근원적인 치료에 해당한다.

골반이 비뚤어진 환자의 경우, 병증이 오래되지 않은 경우는 금방 회복되며 대개 1~2개월이면 치유가 가능하다.

뼈를 튼튼하게 해주는 음식 섭취

요통은 주로 칼슘 부족, 운동 부족에 의한 뼈와 근육의 노화가 원인인 경우가 많다. **특히 중년충 이상은 칼슘의 흡수율이 저하되기 때문에 더욱 칼슘 섭취가 중요하다.**

대표적 음식으로 우유, 요거트, 치즈 등 유제품과 새우, 멸치 등 뼈째 먹는 생선, 사골 등이 좋고, 엄나무 뿌리나 껍질, 우슬·두충·속단 등을 달여서 마시면 뼈와 주위 근육 조직들을 튼튼하게 해주는 효과가 있다.

그 밖에도 부추, 검은콩, 비파잎, 개다래 등이 효과가 있는 것으로 알려져 있다. 한약처방으로는 오적산, 독활기생탕, 육미지황탕, 팔미지황탕, 금궤신기환, 작약감초부자탕, 당귀수산, 금액단(법제유황) 등의 약들이 많이 사용된다.

여성들의 고질병인 생리통

지긋지긋한 고질병

생리통은 월경 기간에 가임기 여성의 약 50%에서 나타나는 흔한 부인과적 증상이다. 월경통은 골반 내 특별한 이상 징후 없이 월경 시에 주기적인 통증을 보이는 원발성 생리통과 골반 내의 병리적 변화와 연관되어 나타나는 속발성 생리통으로 나누어진다.

원발성 생리통은 자궁 내막에서 분비되는 '프로스타그란딘'이라는 생리활성 물질로 인한 것으로 이 물질이 자궁 근육을 수축시켜 생기는 통증이다. 이 경우 많은 여성들이 겪는 통증으로 생리 기간이 지나면 사라지지만, 속발성 생리통의 경우는 다르다.

속발성 생리통은 2차 생리통이라고도 부르는데 자궁근종, 자궁내막증, 자궁선근증, 자궁내 피임장치, 난관염, 자궁 내막 유착, 골반염 등 여러 질환으로 인해 이차적으로 생겨나는 통증인 만큼 반드시 치료가 필요하다.

생리통에 대한 처방

비만은 생리통의 가장 큰 적

정상 몸무게를 넘어서는 과체중 여성의 경우 체지방과 내장 지방이 증가되면서 자궁의 혈액 순환이 방해를 받게 된다. 이 때문에 하복부와 자궁이 차가워질 수 있는 만큼 비만을 반드시 경계해야 한다. **비만 예방을 위해서 식사 요령은 먼저 채소류를 먹고, 다음은 단백질을 식사하고 맨 나중에 탄수화물 위주로 식사를 해야 한다.**

담백하고 칼슘과 마그네슘이 풍부한 음식

칼슘과 마그네슘은 뼈를 형성하는 데도 도움이 되지만 자궁의 기능을 안정시키고 통증을 줄여준다. 따라서 생리 수일 전부터 이 미네랄들을 영양제로 섭취하거나 음식으로 충분히 섭취하면 통증이 현저히 줄어드는 효과를 기대할 수 있다.

생리통에 좋은 음식으로는 콩류와 해조류, 된장과 콩밥 등 양질의 단백

질이 많은 식품이 좋다. 콩에 들어 있는 이소프라본과 마그네슘이 호르몬 활동을 조절해 주고, 다시마나 김, 미역 등의 해조류에 풍부한 미네랄이 불안한 기분을 안정시켜주기 때문이다.

또한 불포화 지방산이 많은 참치와 꽁치, 고등어 등도 염증과 통증을 완화 시켜준다.

꽉 끼는 옷을 피한다

상의도 그렇지만 특히 꽉 끼는 하의는 혈액 순환을 막고 불편감을 증가시켜 생리통에 좋지 않은 영향을 미친다. 따라서 생리 기간에는 반드시 순면의 넉넉한 속옷과 겉옷을 입어주는 것이 좋다.

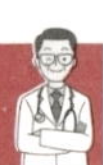

생리통 완화에 도움 되는 한방 약재

한방에서는 자궁의 기운이 차갑고 자궁의 혈류가 온전히 흐르지 못할수록 생리통이 심해진다고 설명한다. 따라서 자궁의 기운을 따뜻하게 보하는 약재가 생리통 완화에 도움 된다.

- 당귀 : 혈액 순환을 촉진하고 자궁의 긴장을 완화한다.

- 작약 : 자궁 근육의 이완 및 염증을 감소하고 진통 효과가 있다.

- 천궁 : 진통을 돕고 혈액 순환을 개선한다.

- 숙지황 : 혈을 보충하여 혈허를 개선한다.

- 쑥(애엽) : 몸을 따뜻하게 하고 피를 맑게 한다.

- 익모초 : 자궁의 혈액 순환을 개선하여 어혈을 해소한다.

- 생강 : 비위를 따뜻하게 하여 소화를 개선하고 냉성 생리통에 도움 된다.

- 계피 : 따뜻한 성질을 가져 전신 혈액 순환을 돕는다.

- 단삼 : 생리시에 발생하는 어혈을 제거하여 통증을 감소한다.

지끈지끈한 두통

누구나 앓는 고질병

두통은 사실상 대부분의 사람들이 일생 동안 종종 경험하는 증상으로 일차성 두통과 이차성 두통으로 나뉜다.

편두통과 두통은 스트레스, 피로, 수면 부족 등이 원인이고 일상생활을 수행할 수 있는 정도의 강도인 만큼 일반적으로 처방전 없이 약국에서 살 수 있는 진통제로도 증상이 어느 정도 경감되며 피로 등의 원인 요소가 사라지면 함께 사라진다.

하지만 노인에게서 새롭게 발생한 두통이거나 비교적 흔하게 발생하는 측두동맥염, 근막동통증후군, 약물 과용 두통 등의 이차성 두통, 또한 치명적일 수 있는 뇌종양, 뇌출혈, 뇌압상승, 뇌염, 뇌수막염 등에 의한 이차성 두통은 반드시 병원을 방문하여 두통을 유발할 수 있는 다양한 원인 유무에 대해 진료를 받을 필요가 있다.

두통에 대한 처방

커피와 술 금지

카페인은 약한 진통제로 두통을 완화시키는 데 도움이 될 수 있으나 만성적인 카페인의 복용은 과용에 의해서 일상적인 만성적인 두통 및 중독성으로 발전될 수 있다.

또한 만성적으로 카페인을 사용 후 금단 증상으로 두통이 유발될 수 있으며, 일상적으로 마시는 카페인 용량도 신경계에 강력한 자극이 될 수 있다.

따라서 두통 시 카페인 음료에 지나친 섭취는 바람직하지 못하다. 술 역시 숙취에서 깨어날 때 심각한 두통을 유발할 수 있는 만큼 과음은 반드시 피해야 한다.

저염식, 화학조미료 들지 않은 음식 섭취

두통은 심혈관질환 등의 이상으로 나타날 수 있는 만큼, 이와 관련된 병력이 있거나 위험 요인을 가진 경우 반드시 영양 전문가의 도움을 받아 저염식을 중심으로 식사 요법을 실천해야 한다.

　최근 두통의 원인 중에 주목받는 것 중 하나가 화학조미료인데, 뇌졸중을 비롯한 고혈압 등 뇌혈관 질환이 있는 경우 식사 요법으로 저염식과 함께 반드시 화학조미료의 섭취를 제한해야 한다.

생활습관 고치기

　적당한 운동과 충분한 휴식과 수면, 편안한 마음은 모든 질병 치료의 시작이므로, 과도한 업무를 피하고 신경을 많이 쓸 만한 일에는 거리를 둘 수 있는 마인드 컨트롤이 필요하다.

　또한 규칙적인 운동도 심인성 두통에 큰 도움이 되므로 일주일에 3회 이상 꾸준히 운동하는 것이 좋다.

금연

　흡연시 몸 안에 축적되는 독성 물질들이 두통의 원인이 될 수 있는 만큼 반드시 금연이 필요하다. 간접흡연 역시 두통에 좋지 않은 영향을 미치므로 피하도록 한다.

통증은 자연 요법에
진짜 답이 있다

모든 현대인은 만성 통증 환자

사실상 우리가 느끼는 통증은 근본적으로 아주 급격한 질병이라고 볼 수는 없다. 또한 우리 몸도 이런 일상적인 질병에 대항해 자연적으로 통증을 억제하는 진통제를 분비한다. 대표적인 것이 '몸 안에서 분비되는 모르핀'이라고 불리는 행복 호르몬인 엔도르핀이다.

이 엔도르핀은 심한 육체적 정신적 고통을 경험할 때 이를 견뎌내기 위해 뇌에서 분비되는 항 스트레스 물질로서, 여성이 극심한 출산의 고통을 이겨낼 수 있는 것도 이 엔도르핀 덕분이라고 한다.

그러나 현대사회의 급격한 발전과 무분별한 식생활 등으로 이런 자연 엔도르핀만으로는 해결할 수 없는 갖가지 통증들, 특히 만성적인 통증들이 생겨나면서 등장한 것이 바로 진통제다.

인류의 자연치유 역사

인류는 옛날부터 통증을 없애기 위해 진통제를 발견하고 연구해왔다.

최초의 진통제는 기원전 1550년 파피루스에 기록된 양귀비즙이고, 고대 서양의학의 선구자인 히포크라테스는 버드나무 껍질의 해열 작용을 발견했으며, 이 버드나무 껍질의 살리신이란 성분을 이용한 것이 최근의 아스피린이다.

게다가 모르핀은 인류가 발견한 가장 강력한 진통제로서, 중독성이 강하지만 신경계에 작용해 통증을 없애는 탁월한 효과가 있다.

하지만 인류를 통증으로부터 해방시킨 이 진통제에 대한 의존도가 지나치게 높아지면서 최근에는 진통제의 안전성에 대한 논란도 심심찮게 일고 있다.

혈액질환 유발 가능성이 있는 '이소프로필안티피린(IPA)'과 간 손상 위험이 있는 '아세트아미노펜', 석면이 함유된 '탈크' 등 논란의 대상이 될 만한 진통제 성분이 많아졌기 때문이다.

진통제는 일시적인 효과뿐

　물론 아직도 우리는 약국에 가면 얼마든지 누구나 종류별로 진통제를 구입할 수 있다. 그러나 사실상 이런 진통제의 효과는 일시적인 것일 뿐 그 근본적인 치유와는 거리가 멀다.

　또한 중독성이나 여러 부작용 등 인체에 유해 한 측면이 존재하는 만큼 상시적으로 사용하기에는 어려움이 많다.

　이런 상황에서 등장한 것이 바로 통증클리닉이다. 통증클리닉은 현대인들의 통증을 완화하고 일상적 고통으로부터 벗어나게 하는 데 목적이 있다. 하지만 진통제를 세계에서 가장 많이 복용하는 미국의 건강과 수명 성적표는 처참하다. 특히 의료용 진통제 처방이 급증하면서 약화사고 사망자가 22년부터 매년 10만명을 넘어 심각한 사회적 문제로 급부상하면서 평균수명도 76~79세로 세계 30~40위권을 오르내리고 있다. 세계에서 가장 부자인 나라 미국의 기대 수명이 중진국 이하 수준으로 떨어진 이유를 우리는 냉정하게 다시 고민해 보아야 한다.

　우리는 미국의 경우를 반면교사로 삼아서 디스크, 두통, 근육통, 생리통 등 지금까지 그러려니 참아왔던 통증들과 양방 진통제로 일시적인 진정 효과만 기대했던 통증들을 진통제가 아닌 다양한 요법을 통해 근본적으로 개선하려고 노력해야만 한다. 여기에는 개인 맞춤형 체질에 따른 한방치료, 운동요법, 식이요법, 생활요법 등을 다양하게 활용해야 한다.

통증은 치료보다 예방이 중요

통증은 무엇보다도 삶의 질을 떨어뜨리기 때문에 치료 못지않게 예방이 중요하다. 그리고 앞서 살펴본 대표적인 일상 통증들과 그 원인들을 점검해 본 결과 우리는 일상적 통증을 예방하려면 필요한 자세를 다음 4가지로 요약해 볼 수 있을 것이다.

첫째, 올바른 자세를 가져야 한다.

잘못된 자세가 수많은 통증을 유발한다는 건 누구나 아는 사실이다. 하지만 세 살 버릇 여든까지 간다고 한번 밴 습관을 고치기는 어렵다. 습관 고치기가 어렵다면 평소에 허리를 곧게 한 채 앉는 자세만이라도 유지해 보자.

둘째, 지속적인 운동을 통해 근육을 세워야 한다.

몸의 통증은 근골격계의 약화를 뜻한다. 즉 전신의 근육들을 꾸준히 강화하면 우리 몸도 통증으로부터 그만큼 자유로워진다. 또한 지속적인 운동은 심폐기능 강화에도 도움이 된다.

셋째, 일하는 중간에 반드시 휴식을 가져야 한다.

각종 격무에 시달리는 현대인들에게 통증은 일종의 직업병이다. 사무실에 꼼짝 않고 앉아 있는 사무직은 물론, 반복 작업을 하는 육체 근로자들도 반드시 일정 시간 업무 뒤에 휴식 시간을 가져야 한다. 긴장된 몸 구석구석을 다시 이완시켜야 통증에 구속 받지 않을 수 있기 때문이다.

넷째, 면역력을 높이는 음식을 섭취해야 한다.

우리가 먹는 음식은 몸의 건강을 유지하는 데 가장 중요한 역할을 하는 기본적인 재료라고 해도 과언이 아니다.

실제로 건강한 식생활을 하는 이와 그렇지 않은 이는 면역력과 활력, 몸의 균형 상태에서 상당한 차이를 보인다. 통증도 결국은 몸의 영양 밸런스가 깨져 나타나는 질병의 일환인 만큼 평소 먹는 음식들을 점검해 보고 몸에 좋지 않은 음식은 가급적 피하고 건강식을 지향해야 한다.

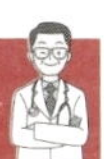

만성 통증 치유의 핵심 키워드

현대인에게 만성 통증은 일시적인 증상을 넘어 삶의 질을 떨어뜨리는 거대한 장벽과 같다. 수술이나 강력한 진통제는 당장의 고통을 덜어줄 수 있으나, 통증이 발생하는 근본적인 원인까지 해결하기에는 한계가 있다. 진정한 치유는 우리 몸이 가진 본연의 회복력을 깨우는 '자연 요법' 에서 시작된다.

1. 몸의 균형과 자세 : 통증 치유의 시작점

만성 통증의 상당수는 무너진 신체 균형에서 비롯된다. 척추와 골반의 정렬이 어긋나면 특정 근육과 관절에 과도한 하중이 집중되고, 이는 만성적인 염증과 신경 압박을 유발한다.

바른 자세를 유지하는 것은 단순히 외형을 가꾸는 일이 아니라, 신경 통로를 확보하고 혈액 순환을 원활하게 하는 가장 기초적인 치료법이다. 틀어진 골반과 거북목을 바로 잡는 것만으로도 원인 모를 두통이나 요통의 빈도를 크게 줄일 수 있다.

2. 한방 요법 : 기혈의 흐름을 뚫고 양기를 보하다

한방에서는 만성 통증의 원인을 '불통즉통(不通則痛)', 즉 소통되지 않으면 아픈 것으로 본다.

기혈 순환이 막히고 몸의 냉기가 쌓이면 근육은 경직되고 염증은 고착화된다. 침과 뜸은 막힌 기운을 뚫어주고 체온을 높여 면역 세포의 활동을 돕는다. 특히 몸의 근본 에너지를 채워주는 한방 요법은 장부의 기능을 정상화하여 만성 통증을 이겨낼 수 있는 체질적 토대를 마련한다.

3. 움직임의 처방 : 운동과 스트레칭

운동은 선택이 아니라 생존을 위한 처방이다.

통증이 있다고 해서 움직임을 멈추면 근육은 위축되고 관절은 더욱 뻣뻣해지는 악순환에 빠진다. 자신의 체력 수준에 맞는 유산소 운동과 근력 운동은 천연 진통제인 엔도르핀 분비를 촉진하고, 염증을 배출하는 림프 순환을 돕는다. 특히 코어 근육을 강화하는 것은 척추를 지탱하는 내부 지지대를 세우는 것과 같아, 장기적으로 통증의 강도를 낮추는 데 결정적인 역할을 한다.

4. 치유의 근간 : 약식동원(藥食同源)의 음식 태도

한의학에서는 또 다른 만성통증의 원인이 '불영즉통(不營則痛)'이라고 하여 통증에 제대로 된 영양물질이 잘 공급되지 않으면 아픈 것으로 본다.

우리가 매일 먹는 음식이 곧 내 몸을 구성하는 약이 된다.

설탕, 액상과당, 정제 밀가루와 같은 가공식품은 체내 염증 수치를 높이는 주범이다. 반면 항산화 성분이 풍부한 채소와 과일, 오메가-3 지방산이 풍부한 생선, 그리고 미네랄이 가득한 자연 식단은 염증을 억제하고 손상된 세포의 재생을 돕는다.

특히 뼈와 연골을 구성하는 유기 화합물과 미네랄 성분을 충분히 섭취하는 것은 만성 통증에서 벗어나기 위한 필수적인 영양적 전략이다.

결국 만성 통증으로부터의 해방은 외부의 물리적인 처치에만 의존하는 것이 아니라, 자신의 생활 습관을 자연의 순리에 맞추고 몸 내부의 균형을 되찾으려는 노력에서 완성된다. 이러한 자연치유의 과정 속에서 우리 몸은 스스로를 고치고 보완하며 더 튼튼한 상태로 거듭난다.

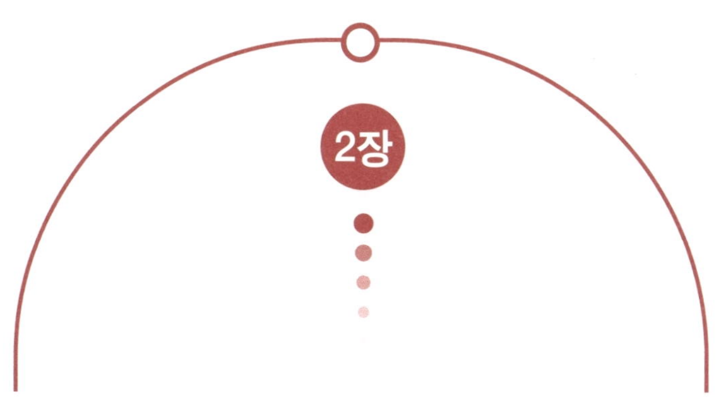

통증의 근본적인 원인은 무엇일까?

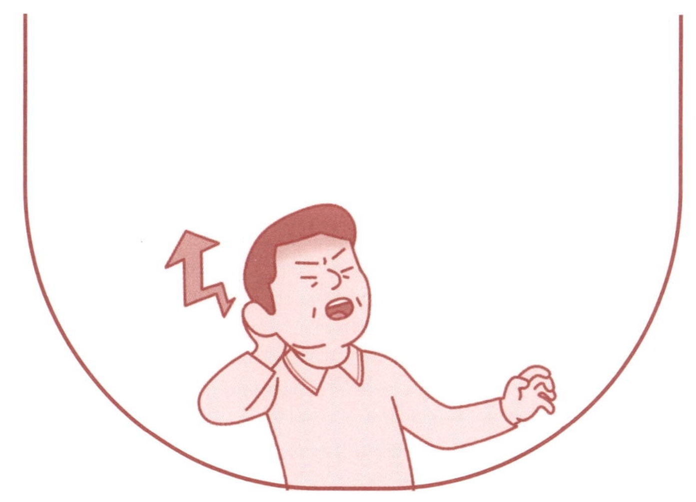

통증과 면역 체계

통증은 내부에서 온다

많은 이들이 통증을 외부의 문제, 즉 외과적 손상이나 충격에서 오는 것이라고 생각한다. 통증이 심할 때 외과적 수술을 선택하는 것도 이런 이유에서다.

하지만 골절과 타박 사고나 무리한 자세 같은 외부적 손상 외에, 우리 몸의 내부적 손상 또한 통증의 원인이 된다는 견해가 최근 주목을 받고 있다. 일종의 자연치유를 통한 통증 치료를 내세우는 추나요법과 카이로프랙틱, 보웬테라피, 경락마사지 등도 바로 그런 견해를 치료에 도입한 좋은 사례이다.

추나요법은 **전신을 통하지 않고 뭉쳐있는 경혈과 경락을 손으로 밀고**

당겨서 치료한다는 요법이고, 카이로프랙틱은 그리스어로 손을 뜻하는 카이로(chiro)와 치료하다(practice)의 합성어로서, 약물이나 수술을 사용하지 않는 자연적인 접근법을 통해 통증을 느끼는 부분 외에 인체 전체를 치료하는 자연 치유법을 말한다.

특히 이 요법은 단기적이고 확실한 수술이 아닌 예방과 유지 측면에 역점을 두고 신경과 근육, 골격 모두를 관장한다. 또한 영양과 생활습관, 개선해야 할 나쁜 습관의 교정 등 전 분야를 통틀어 다룬다.

인체 본래의 자연치유력이 중요

추나와 카이로프랙틱이 이처럼 인체 전체에 포커스를 맞추는 것은 인체 본래의 자연치유력을 극대화시키기 위해서다.

자연치유력이란 다시 말해 인간의 육체가 항상 최적의 상태를 유지하기 위해 발휘하는 항상성(Homeostasis)과 관련이 있다. 항상성은 질병 등으로 불안정한 상태에 놓이게 되면 그것을 정상적으로 되돌리려는 성질을 뜻하는데, 몸에 통증이 있을 때 이런 항상성을 높여주면 면역 체계가 활발해지면서 통증이 가라앉고 근본적으로 건강을 증진시키는 결과를 낳는다는 것이다.

추나와 카이로프랙틱은 통증을 일으키기 쉬운 운동 역학적 조직, 특히 척추와 골반을 중심으로 이들 조직 및 주변 조직의 기능적 장애에 대한 병리, 진단, 치료를 실시한 뒤, 이들 조직의 기능적 장애와 통증의 발생을 예방하는 것을 주목적으로 한다.

특히 겉으로 드러난 증상뿐만 아니라 근육과 그 주변 조직과 골격에 대한 치료까지 시행해 그 근본적인 원인을 제거한다. 요통(허리), 디스크 질환, 두통, 경추(목) 통증, 견비통(어깨), 흉추(등) 통증, 좌골 신경통, 척추 측만증, 교통사고 후유증 등의 근골격계 질환이 대표적이다.

전체를 치유해야 통증이 없어진다

추나와 카이로프랙틱에서 척추와 골반 등의 운동역학 조직에 중심을 두는 것은 이 부분에 변위가 오게 되면 근육과 신경은 물론 교감, 부교감 신경까지 영향을 받아 면역 기능과 항상성이 저하되어 2차적으로 다양한 질병을 일으킬 수 있기 때문이다.

실제로 안면부의 통증, 어지럼증, 생리 불순, 생리통, 피로감, 불면 등은 미세한 척추의 변위 등으로 통해서도 생겨난다.

만성 통증을 효과적으로 치료하기 위해서는 추나와 카이로프라틱을

활용한 척추교정, 물리치료, 운동요법, 영양학적 처방, 스트레스 조절, 생활 습관 교정 상담 등을 통해 치료하고 전반적인 건강 증진에 힘써야 한다.** 면역 체계의 힘을 키우고 자연치유력과 항상성을 증가시키는 치유만으로도 몸 자체가 충분히 치료할 수 있다고 믿기 때문이다.

다시 말해 이는 국소적이고 국부적인 질병 치료가 아닌 몸 전체의 치료가 먼저 선행되어야 올바른 통증 치료가 시작될 수 있다는 의미일 것이다.

통증과 항산화 작용

세포가 녹슬면 통증이 온다

최근 들어 여러 과학 연구들로 인해 노화의 원인이 밝혀지면서 항산화 작용에 대한 관심도 높아지고 있다.

항산화 작용이란, 우리 몸을 산화시키고 늙게 만드는 독소인 슈퍼옥사이드 음이온, 과산화수소, 하이드록실 라디칼과 같은 산소 중심 활성산소(ROS)와 일산화질소, 퍼옥시나이트라이트와 같은 질소 중심 활성종(RNS) 등 산화스트레스를 없애 젊음을 유지시켜주고 질병을 예방하는 작용이다. 다시 말해 우리 몸속에서 만들어져 쇠가 녹슬거나 사과가 갈변하는 것처럼 우리 몸의 세포들을 녹슬게 하는 산화스트레스가 생겨날 때, 몸에 항산화 물질이 많으면 이런 산화 작용을 막아 독소를 제거해 주고 더 활력 있는 몸을 유지해 주는 것이다.

예를 들어 운동을 심하게 하고 나면 이튿날 십중팔구는 허벅지나 장단지의 근육이 뭉쳐 통증을 느끼게 된다. 이런 증상은 골격근에 젖산, 즉 활성산소로 인한 독소가 쌓여 피로와 통증을 유발시키기 때문이다.

특히 운동량이 많을수록 이런 통증도 심해지는데, 이는 강력한 에너지가 신속하게 근육세포로 공급되기 위해서는 매우 빠르게 에너지를 만들어내는 과정을 거치고, 이때 연료가 산소와 결합해 에너지를 만들면서 산화 과정이 일어나기 때문이다.

산화 작용을 억제해야 하는 이유

뿐만 아니라 일상적으로 우리가 겪는 작고 큰 근육의 통증 역시 마찬가지로 산화 작용과 관계한다.

예를 들어 컴퓨터 앞에 습관적으로 장시간을 앉아 있는 경우 대부분이 자세가 삐뚤어진다. 이러한 자세가 지속되다 보면 근육이 뒤틀리게 되며 뒤틀린 근육 속의 혈관이 산소를 제대로 공급받지 못해 젖산이 축적되어 근육의 피로와 통증을 유발한다.

컴퓨터를 오래 하거나 한 자세로 오래 앉아 있을 때 허리나 어깨의 통증이 발생하게 되는 것은 대체적으로 이런 이유 때문이다.

이런 만성 통증을 항산화 물질이 치료할 수 있다는 연구 결과가 나온 바 있다.

미국 오하이오 주립대학 생리학 - 세포 생물학 교수 로버트 스티븐스 박사가 의학 전문지「뇌 행동 연구(Behavioral Brain Research)」최신호에 발표한 연구논문에 따르면 건강식품 보충제에 쓰이고 있는 3가지 복합 항산화 물질(PBN, TEMPOL, NAC)이 통증을 크게 완화 시키는 효능이 있다는 사실이 쥐 실험을 통해 확인되었다고 한다.

한 그룹에는 이 3가지 복합 항산화 물질 중 하나를, 다른 그룹엔 식염수를 각각 주입한 직후 통증을 유발하는 포르말린을 각각의 쥐들의 왼쪽 뒷다리에 주사했다. 그리고 맨 처음 통증을 감지하고 상처를 물고 핥는 급성기(5분), 통증을 억제하는 기전이 작동하는 정지기(5~15분), 상처를 다시 격렬하게 물고 핥는 강직기(15~30분) 등 총 30분 동안의 통증 반응을 관찰했는데, 그 결과 식염수 대신 항산화 물질을 투여한 그룹의 경우 상처를 물거나 핥는 시간이 대조군에 비해 급성기에는 70~90%, 강직기에는 무려 78~98%가 적은 것으로 나타났다고 밝혔다.

실제로 지난 10년간 발표된 여러 연구 결과들을 보면 활성산소을 비롯한 산화적 스트레스가 허리, 근육, 어깨 등 만성 통증을 유발할 수 있다는 주장들이 있다. 활성산소가 체내에 쌓이면 이미 손상된 상처를 더욱 악화시킬 수 있다는 것이다.

이는 우리가 일상적으로 항산화 작용을 하는 음식을 가까이 함으로써 몸 안의 산화를 지연시키면, 우리가 겪고 있는 여러 통증들에 대해 일정한 치유를 기대할 수 있다는 의미이다.

통증과 신경 전달 이상

인체가 가진 본연의 통증 억제 기전

그렇다면 통증은 과연 어떤 신경 전달 경로로 우리에게 전달될까?

우리 몸에는 통증을 받아들이는 감각수용체가 곳곳에 숨어 있다. 이 감각수용체는 갑작스러운 외상이나 염증, 질병, 나아가 자세 이상 등의 다양한 기능 장애를 인식해 그 자극을 신경과 척수를 통해 시상으로 전달한다.

이것이 뇌 기저부의 변연계에 도착하면 통증이 일면서 고통을 느끼기 시작하고, 이것이 두정부의 감각을 담당하는 부위로 가서 통증이 있는 부위를 알게 된다.

이때 인체가 필요로 하는 영양이 충분히 공급되고 신경계의 흐름이 원활하면 회복력이 활발하게 작동하지만, 신경계의 흐름이 원활하지 않을 경우 이런 회복력이 정상적인 기능을 수행하지 못하게 되어 굉장히 민감해지거나 더 큰 통증을 느끼게 된다.

신경 전달 체계 이상과 통증

신경계의 문제로 통증 정도가 심해지는 경우를 살펴보면 통증을 수치로 나타내는 통증 강도와 단계를 구분한 10점 척도의 '통증지수(VAS)'라는 것이 있다.

여기서 수치로 보면 주사 맞을 때의 일시적 따끔함 정도는 3점, 심한 통증의 대명사로 꼽히는 출산(초산)의 고통은 7.5점이다. 그런데 일상생활이 불가능할 정도로 극심한 8점 이상의 희귀·난치성 통증이 존재하는데 바로 '신경병증성 통증(Neuropathic pain)'이다.

이 신경병증성 통증은 말초신경계 및 중추신경계 손상이나 신경 전달 체계 이상 때문에 생겨나는 질환으로 강하게 찌르는 듯한 통증, 화끈거림, 감각저하, 무감각, 심지어 칼로 쑤시고 베는 듯한 일반 통증을 훨씬 넘어서는 통증을 가져온다.

이 신경병증성 통증은 신경계의 이상으로 생겨나는 만성 난치성 통증으로 일단 발병하면 정상적인 생활이 불가능할 정도이다. 미국에서는 전체 인구의 7%인 약 2,600만 명의 환자가 있다.

약물이나 수술이 아닌 자연 회복력에 의지해 환자를 치료했던 히포크라테스는 손을 사용하여 병을 낫게 한 바 있다. 이후 신경계가 인체를 조절하고 관리하는 가장 중요한 시스템이라는 점이 19세기에 밝혀지면서 신경과 통증에 대한 놀라운 진화가 이루어졌다.

즉 굳이 수술 도구를 사용하지 않아도 다양한 신경 자극과 회복만으로도 신경 난치병을 해결할 수 있다는 이론이 동의를 얻게 된 것이다.

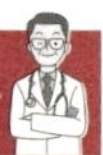

웃음과 통증 치유의 원리

미국의 유명한 잡지 「새터데이 리뷰(Saturday Review)」의 편집장이자 기자인 노만 커전스(Norman Cousins)는 뼈의 연골이 굳어가는 병인 강직성 척수염이라는 희귀한 관절염 환자였다. 척추와 천장관절 마디마디에 염증이 생겨 관절을 제대로 굽히지 못하는 상태였고 물론 치료 방법도 없었다.

그러던 어느 날 그는 웃음 요법이라는 것을 배워 매일 같이 폭소를 자아내는 각종 코미디 영화를 보며 배꼽을 잡고 웃었다. 그런데 어떤 수술도 없이 그의 몸에 놀라운 변화가 일어났다. 진통제나 수면제를 먹지 않으면 도저히 아프고 두려워서 깊은 잠을 잘 수 없었던 상황에서 차츰 통증이 사라지고 수면시간도 늘어난 것이다. 그리고 8일 후에는 관절을 서서히 움직일 수 있게 되었고, 마침내는 500명 중 1명이 낫는다는 그 난치병에서 벗어날 수 있었다.

웃음은 면역력을 높이는 최고의 강장제

미국 캘리포니아 주 로마린다 의대의 리 보크 교수와 스텐리 교수는 웃음과 면역 체계에 대한 연구로 전세계 의학계에 비상한 관심을 불러일으킨 바 있다. 10명의 남자들에게 1시간짜리 코믹 비디오를 보여주고 전후로 혈액 속 면역체 증감을 살펴봤더니, 웃을 때 체내에서 병균을 막는 항체인 인터페론 감마 호르몬이 다량 분비되었다고 한다.

미국 펜실베이니아 대학 마틴 셀리그먼 교수 역시 자신의 유명한 낙천가 연구에서 다음과 같은 연구 결과를 발표했다.

심장마비를 겪었던 96명에 대한 상세 조사 결과 비관적인 사람으로 분류된 16명 중 15명이 이미 사망한 반면, 낙천적인 16명은 5명만 죽은 것이다. 또한 그는 웃음 많은 낙천가 학생들의 경우 학업 성적이 더 높았고 스포츠 분야에서도 두각을 보이며, 생명보험회사 생활 설계사의 경우에도 낙천가 쪽이 훨씬 더 높은 수당을 올린다고 발표했다.

웃음이 의학적으로 입증된 효과는 다음과 같다.

▲ 뇌하수체에서 엔돌핀 등의 천연 진통제가 생성된다.

▲ 부신에서 통증과 신경통 같은 염증을 다스리는 화학물질이 분비된다.

▲ 동맥이 이완돼 혈액 순환이 잘 되고 혈압이 낮아진다.

▲ 암 환자의 통증을 덜어준다.

▲ 심장박동수를 높여 혈액 순환을 돕고 몸 근육에 영향을 미친다.

웃음이 면역력 증강에 효과가 있다는 것은 널리 알려진 사실이다. 웃음은 내장과 온몸 수백 가지 근육들을 움직이는데, 그럴 때 마약성 진통제인 모르핀의 2백 배 이상의 효과가 있는 엔도르핀이 나온다. 이는 혈액 내 백혈구의 일종인 자연살해 세포인 NK(Natural Killer cell) 세포를 활성화시켜 자연치유력을 증가하게 한다.

웃음으로 촉발된 자율신경의 자연 회복력은 외과적 수술 이상으로 통증을 완화하고 건강을 증진할 수 있음을 의미한다.

통증과 혈액 순환

혈액 순환이 안 된다는 증거

만성적인 어깨 결림이나 허리 통증은 혈액 순환이 제대로 이루어지지 않아 일어나는 현상이다.

혈류의 흐름이 나쁘면 혈관에 젖산을 비롯한 통증 유발 노폐물이 쌓이게 되고, 통증을 유발한다. 아픈 부위에 온찜질을 하면 몸에 열이 나면서 시원해지는 것도 이 막힌 혈류가 개선되어서다.

그러나 문제는 단순한 혈액의 흐름 문제를 넘어 혈액 자체의 오염이나 변형도 통증을 불러일으킬 수 있다는 점이다. 한 예로 습관적이고 만성적인 두통에 시달리는 환자들의 경우 혈액 순환에 문제가 있는 경우가 대부분이다.

처음에는 진통제 한두 알만으로도 효과를 볼 수 있지만, 이마저도 반복되면 소용이 없다. 혹시나 다른 문제가 있나 싶어 병원에서 CT나 MRI를 찍어 봐도 별다른 이상이 발견되지 않는다.

이럴 경우 대부분 스트레스성 두통으로 진단받고 약을 처방 받지만 또다시 재발되는 경우가 많다.

혈액의 연전 현상과 통증

그런데 고질적인 만성 두통을 앓고 있는 환자의 혈액을 생혈액 관찰기(FBO)로 관찰해보면 적혈구의 연전 현상이 관찰되는 경우가 많다.

연전 현상이란 적혈구가 동전 모양으로 고리를 만들어 뒤엉킨 현상으로 피가 끈끈하다는 것을 의미한다. 이처럼 적혈구가 연전 현상을 일으키는 데에는 여러 원인이 있지만 가장 큰 것은 식생활과 생활 습관, 스트레스이다.

옛말에 만병일독(萬病一毒)이라는 말이 있다. 여기서 일독이란 바로 어혈(瘀血), 더러워진 피를 말한다. 즉 모든 병은 혈액이 오염되어서 생긴다는 뜻이다.

혈액은 끊임없이 우리 몸의 구석구석까지 생명을 유지하는 데 필요한 영양소나 에너지를 혈관을 통해 운반하고, 반대로 못쓰게 된 것은 폐나 신장을 통하여 몸 밖으로 내보내는 일을 한다.

혈액이 깨끗해야 통증이 없어진다

그런데 현대인들의 음식 습관은 어떤가? 인체에 해로운 화학물질, 농약, 방부제, 호르몬제 등이 섞인 가공식품을 일상적으로 먹고, 흰쌀, 흰 설탕, 흰 소금 등 극도로 정제된 식품을 먹는다. 여기에다 항생제와 화학 약품의 공해까지 겹치고 스트레스까지 더해지니 이런 세상에서 혈액이 깨끗한 사람이 과연 있을까?

피가 더러워지는 제일 큰 원인 가운데 하나는 스트레스다.

요즘 사람들은 거의 대부분이 대인관계나 직장생활에서의 마찰 등에 시달린다. 이런 심리적 스트레스 속에서 억압이나 분노, 지나친 슬픔이나 외로움 등에 부딪히면 극심한 충격을 받게 된다.

이때 스트레스가 혈액에 미치는 영향이 매우 크다. 혈액도 스트레스로 말미암아 긴장하기 때문이다.

예를 들어 화가 나서 얼굴이 붉어질 때 우리 몸에서는 아드레날린이 분비된다. 이때 우리 혈액은 흐름을 멈추는데 이런 상태가 오래가면 혈액이 정체되어 고이게 된다.

더불어 아드레날린이 많이 분비되면 싸우거나 달아나는 데 필요한 에너지원인 콜레스테롤이나 지방산이 혈액 속에 쌓여 끈적끈적해지게 된다.

피가 맑아지면 몸이 가벼워진다

피가 더러워지면 동맥경화나 고혈압, 뇌출혈이나 뇌혈전증, 협심증, 심근경색 외에 혈액이 제대로 흐르지 못해 몸의 장기와 근골격에 탈이나 어깨결림, 두통, 생리통, 요통 등 만성 통증의 원인이 된다.

게다가 요즘에는 스트레스를 참고 살아야 하는 상황이 많으므로 혈액은 더 오염될 수밖에 없다.

따라서 건강을 지키고 몸에 활력을 얻으려면 혈액을 정화하는 일이 반드시 필요하다.

실제로 다양한 방법으로 혈액의 연전 상태를 풀어주고 피를 맑게 하면 두통과 어깨 결림 등이 개선된다.

잘못된 생활 습관을 바로 잡아 혈액의 연전 현상을 방지하면 두통이나 어깨 결림이 줄어들게 되는 것도 바로 이 때문이다. 이때 필요한 식재료가 유황이 다량 함유된 된장, 마늘, 양파, 대파, 양배추, 부추, 달래, 무, 브로콜리와 인삼, 단삼, 당귀, 맥문동, 복령 등의 한약재를 잘 발효시켜서 섭취하면 장내 흡수율이 높아서 혈액의 연전 현상을 없애고 혈액 순환을 촉진할 수 있다.

통증과 근골격계 손상

손상된 부분의 빠른 치료

근골격계의 손상은 매우 흔하게 발생하는 통증의 원인이다. 많은 사람들이 일과 운동을 심하게 하다가 또는 반복적인 일상생활 중에 근육, 뼈, 관절에 손상을 입는다. 또는 노화에 따라 자연스레 나타나는 퇴행성 손상도 존재한다.

근골격계 손상의 기본적인 형태는 골절, 탈구, 염좌, 좌상으로 각각 손상된 조직과 원인이 다르며, 염증으로 인한 통증도 주요한 근골격계 손상이다.

1. 골절

골절은 골의 연속성이 소실된 상태, 즉 뼈가 부러지거나 파괴된 상태를 뜻한다. 일반적으로 물리적 힘에 의해 발생되며 개방성 골절과 폐쇄성 골절로 분류된다.

개방성 골절이란 골조직을 덮은 피부까지 손상된 경우로 폐쇄성 골절에 비해 출혈이 크고 뼈가 외부로 노출되어 골절 부위에 감염이 생길 수 있다. 물리적 외상을 입은 뒤 근골격의 동통을 호소한다면 골절을 의심해야 한다.

2. 탈구

탈구란 관절 속에서 뼈가 정상 위치를 이탈하거나 분리된 상태를 의미한다. 탈구가 되면 인대나 관절낭에 손상이 생겨 관절운동이 제한되며 심한 동통이 유발된다.

관절 중에서 가장 탈구가 잘 일어나는 곳으로는 수지 관절, 견 관절, 주 관절, 고 관절 등이 있다. 탈구가 생기면 골절이 동시에 진행될 수 있고 신경 혈관 등 주변 조직도 손상될 수 있다.

3. 염좌

염좌란 직간접적으로 외부의 힘이 작용해 관절이 정상 운동 범위를 넘어 비틀리거나 당겨져 관절을 지지해 주는 관절낭과 인대가 늘어나거나 찢어지는 경우를 말한다.

경미한 손상부터 심한 손상까지 다양하게 나타난다. 염좌가 심할 경우 탈구와 골절을 동반하기도 한다. 다만 인대가 늘어난 정도의 가벼운 염좌는 통증이 길지 않아 다시 정상적인 운동을 할 수 있지만, 적절한 치료를 하지 않으면 다시 다칠 수 있다.

4. 좌상

좌상은 근육이나 건 섬유가 비정상적으로 늘어나거나 찢어진 상태를 뜻한다. 건 섬유는 매우 튼튼해서 건 섬유 자체보다는 근육이나 근육의 연결부위에서 주로 발생한다.

갑자기 몸을 펴거나 근육을 너무 심하게 사용할 때 발생한다. 특히 목이나 등의 좌상은 심한 통증을 동반하므로 몸을 움직이기가 어려워진다.

5. 염증

흔히 뼈와 뼈가 만나는 부위인 관절에서 잘 발생한다. 뼈와 뼈 사이가 부드럽게 운동할 수 있도록 구성된 연골, 관절낭, 활막, 인대, 힘줄, 근육 등에 여러 가지 원인으로 염증이 생기는 것인데, 대표적으로 골관절염, 류마티스 관절염, 척추관절병증, 강직성 척추염, 퇴행성 관절염, 통풍, 세균성 관절염, 소아기 류마티스 관절염, 루푸스, 경피증, 다발성 경화증, 섬유근통, 다발성근염, 피부근염 등이 있다.

단순히 다친 것이 아니라 염증이 생겨 붓거나 열감이 동반된다면, 급성인지 만성인지, 관절 자체가 문제인지 관절 주변이 문제인지 등을 파악해 원인을 알고 치료해야 한다.

근골격계의 손상 시 지켜야 할 수칙들

1. 충분한 휴식을 취한다

통증이 유발되는 모든 움직임과 운동을 피하고 가장 편안한 자세를 취한다.

2. 손상 형태에 따라 얼음찜질과 온찜질을 한다

냉·온찜질은 관절염으로 인한 통증과 경직을 줄이는 데 유용하다. 폐쇄성 골절, 탈구, 염좌, 좌상 등의 손상에는 얼음 찜질을 하면 부기와 불편감을 감소시킬 수 있다. 또한 류마티성 관절염엔 냉찜질을, 퇴행성 관절염에는 온찜질을 한다.

3. 딱딱한 침대에서 자되, 가볍고 따뜻한 이불을 덮고 숙면을 취한다

잘 자는 것도 근골격계 손상 치료에 도움이 된다. 예를 들어 숙면을 취하지 못하게 되면 스트레스가 쌓이는데, 스트레스는 근골격계의 고통을 증가시킬 뿐 아니라 합병증의 원인이 되기도 한다.

4. 더위, 추위, 습기 등에 세심한 주의를 기울인다

손상된 근골격계는 경직과 이완에 민감한 만큼 너무 덥거나 추운 곳, 습도가 높은 곳에서 오래 있는 것은 좋지 않다.

5. 몸에 편한 의류와 신발을 착용한다

근골격계가 손상되어 움직임이 불편할 때는 가볍고 입고 벗기 편한 옷이 좋다. 신발은 굽이 높지 않고 바닥이 두꺼운 것이 좋다.

6. 비만은 근육과 관절에 부담을 주므로 과식하지 않는다

비만은 체중을 증가시켜 관절과 근육에 더 큰 무리를 가할 수 있으므로 근골격 손상을 입었을 때는 과식으로 인한 비만을 특히 주의해야 한다.

7. 근골격과 관절을 튼튼히 해주는 다양한 음식을 꾸준히 섭취한다

음식물이 우리 몸에 미치는 영향은 지대하다. 통증과 염증을 가라앉히는 음식을 위주로 먹고, 근본적으로 근골격과 관절을 튼튼히 하는 기능식품을 따로 섭취해도 좋다.

통증과 마음

검사상 이상 없다고 하는 경우

많은 환자들이 만성 통증 때문에 병원 진료실을 찾는다. 하지만 대부분의 병원에서 "이상이 없다", "약간의 이상은 있지만 그것 때문에 그렇게 아플 리 없다"는 말만 듣는 경우도 있다. 급기야 "아무래도 정신적인 문제인 것 같으니 정신과로 가라"는 권고를 받기도 한다.

그럴 때 환자는 생각한다. '아파 죽겠는데, 틀림없이 문제가 있는 것 같은데 정신과로 가라니?'

사실 이것은 요즘 들어 흔히 벌어지는 풍경이다. 신체적 통증으로 해결할 수 없는 심인성 통증이라는 것이 분명히 존재하기 때문이다.

통증(pain)은 '형벌'이라는 뜻을 가진 라틴어 'poena'에서 시작되었다.

그래서 옛날 작가들은 통증이라는 말을 고뇌로 쓰기도 했다. 그러다가 17세기에 들어 마음과 몸을 이분법으로 나눈 철학자 데카르트가 등장하면서부터 통증은 신체적 병리로 인한 증후라는 의미로 사용되기 시작됐다.

이후 프로이트가 심리적인 요인으로도 통증이 발생할 수 있다는 근거를 제시하면서 심인성 통증이라는 말도 생겨났다. 그런데 중요한 것은 마음과 몸, 그리고 심인성 통증과 신체적 통증은 결코 둘로 나뉠 수 없다는 점이다.

신체와 마음은 연결되어 있다

실제로 모든 만성 통증은 다분히 신경성이다. 신체적인 원인에 의해서 시작된 통증이 오래되면서 뇌신경 등의 신경계가 민감해져 심하지 않은 통증에도 심한 고통을 느끼고, 심지어 원인이 해결된 후에도 통증이 멈추지 않는 것이다.

다시 말해 정신과로 가라는 말은 주요 장기 자체에는 이상이 없으니 신경계에 문제가 있다는 뜻이다. 이 경우는 '기능성 통증'이나 '신경성 감각 이상'이라 부르지만 아직은 특정 검사를 통해서 측정할 만한 기술이 없는 상황이다.

만성 통증의 경우 대부분은 반드시 정신적·심리적 연관성이 존재한다. 설사 통증의 직접적인 원인이 되지는 않았을지라도 대인관계, 경제적 문제 등의 정신적 스트레스가 증상을 악화시키거나 호전을 방해하는 한 요인이 되기 때문이다.

게다가 오랫동안 통증으로 고생하다 보니 자연스레 생긴 우울 증상이나 불안 증상까지 나타난다. 더 나아가 과거의 상실이나 상처, 죄책감, 표출되지 않은 공격적인 충동 등이 만성 통증의 밑바탕에 있는 경우도 적지 않다.

원인이 불분명한 만성 통증을 해결하려면 그 마음 밑바닥을 이해해야 한다. 결국 '마음과 몸'은 별개가 아니다. 마음이 아픈 사람은 몸도 아프고, 몸이 아픈 사람은 마음도 아픈 것인 만큼 심리적 치유를 통해 자신의 통증을 이해하려는 노력이 반드시 필요하다.

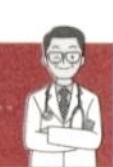

건강과 통증의 원리 : 흐르면 살고, 막히면 아프다

의성 허준의 《동의보감(東醫寶鑑)》은 질병 그 자체보다 '사람의 몸' 과 '흐름' 에 집중한다. 수백 년이 지난 지금도 이 고전이 현대 의학의 보완재로서 가치를 인정받는 이유는 통증을 바라보는 근본적인 시각이 매우 탁월하기 때문이다. 동의보감이 설파하는 건강과 통증의 원리를 통해 우리 몸이 보내는 신호를 어떻게 해석해야 할지 살펴본다.

1. 불통즉통(不通則痛)과 불영즉통(不營則痛)의 대원칙

동의보감 잡병편(雜病篇)에서는 통증의 원인을 한 문장으로 정의한다. 바로 '통하면 아프지 않고, 통하지 못하면 아프다' 는 원리다.

우리 몸속에는 생명 에너지인 기(氣)와 영양 공급원인 혈(血)이 끊임없이 순환한다. 마치 맑은 시냇물이 쉼 없이 흘러야 썩지 않는 것과 같다. 어떠한 이유로든 이 흐름이 막히면 그 부위에는 정체 현상이 생기고, 우리 몸은 이를 '통증' 이라는 경고 신호로 외부에 알린다.

따라서 통증 치료의 핵심은 단순히 아픈 부위를 마비시키는 것이 아니라, 막힌 소통로를 뚫어주는 데 있다. 황제내경에서는 불통즉통과 더불어 불영즉통이 만성통증의 원인이 되는데, 환처에 필요한 영양이 제대로 공급되지 않으면 통증이 발생한다. 통증이 있는 곳에 소통과 함께 영양을 제대로 공급하면 어떠한 통증도 치유된다고 할 수 있다.

2. 기(氣)와 혈(血) : 통증을 결정짓는 두 기둥

기혈(氣血)은 인체를 지탱하는 두 축이다. 기는 혈을 이끌고 가는 추진력이며, 혈은 기를 실어 나르는 그릇이다.

동의보감에서는 기가 체하면(氣滯) 통증이 이곳저곳 돌아다니는 양상을 띠고, 혈이 뭉치면(瘀血) 송곳으로 찌르는 듯한 고정된 통증이 나타난다고 설명한다.

현대인의 만성 통증 대부분은 과도한 스트레스로 기가 뭉치거나, 잘못된 자세와 운동 부족으로 혈액이 탁해져 생기는 어혈에서 비롯된다.

결국 통증에서 자유로워지려면 기운을 순화시키고 맑은 피가 전신을 돌 수 있도록 몸의 환경을 재정비해야 한다.

3. 약식동원(藥食同源) : 식탁 위에 치유의 답이 있다

허준선생은 '음식으로 고치지 못하는 병은 약으로도 고칠 수 없다' 는 약식동원 사상을 강조한다. 약과 음식은 그 뿌리가 같다는 뜻이다.

 동의보감은 질병 치료에 앞서 반드시 식습관을 바로잡을 것을 권한다. 몸이 차가워 생기는 한통(寒痛)에는 따뜻한 성질의 음식을, 습기가 정체되어 생기는 습통(濕痛)에는 노폐물 배출을 돕는 음식을 먹어야 한다.

만성 통증 환자라면 독소를 배출하고 세포를 재생하는 데 도움을 주는 자연 식단을 꾸준히 섭취함으로써 몸 내부의 자생력을 키워야 한다.

4. 내외겸수(內外兼修) : 안과 밖을 함께 다스리는 지혜

통증은 특정 부위의 문제만이 아니라 오장육부의 불균형이 밖으로 드러난 결과다. 예를 들어 근육의 통증은 간(肝)의 기운과 밀접하고, 뼈와 관절의 통증은 신(腎)의 기운과 연결되어 있다.

동의보감은 아픈 곳에 침을 놓고 뜸을 뜨는 외적인 처치와 함께, 내부의 장기를 튼튼히 하고 마음을 다스리는 내적인 수양을 병행할 것을 주문한다. 몸 안의 독소를 제거하고 부족한 양기를 채워주는 과정이 동반될 때, 비로소 만성 통증의 사슬을 끊어낼 수 있다.

출처 : 허준,《동의보감(東醫寶鑑)》 내경편(內景篇) 및 잡병편(雜病篇), 기혈 순환의 원리와 통즉불통(通則不痛)의 개념 참조

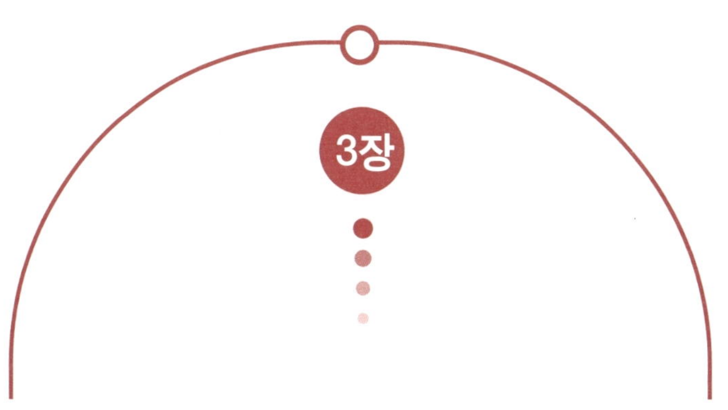

질병과 통증 들여다보기

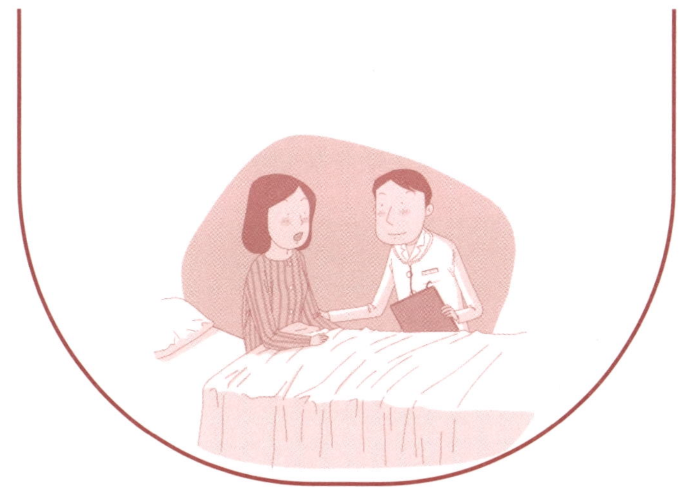

골관절염의 발생 원인
: 관절 연골의 퇴행과 생물학적 변화

골관절염은 단순히 관절이 오래되어 닳는 현상을 넘어, 관절 조직의 복합적인 생물학적 변화를 동반하는 질환이다.

첫째, 가장 핵심적인 원인은 관절을 보호하는 연골의 점진적인 손상이다.

연골은 뼈와 뼈 사이에서 마찰을 줄이고 충격을 흡수하는 완충 작용을 하는데, 나이가 들면서 연골 내부의 수분 함량이 변하고 연골 세포의 재생 능력이 현저히 떨어진다. 이로 인해 연골의 탄력이 소실되고 표면이 거칠어지며 결국 뼈가 노출되기에 이른다.

둘째, 물리적 하중 또한 결정적인 역할을 한다.

비만은 체중 지지 관절에 가해지는 물리적 압력을 높일 뿐만 아니라,

지방 조직에서 분비되는 염증 유발 물질(아디포카인)이 연골 세포를 직접적으로 파괴하기도 한다.

셋째, 특정 관절을 반복적으로 사용하는 직업적 특성이나 과격한 운동 습관은 연골에 미세 외상을 지속적으로 입혀 퇴행을 가속화한다.

넷째, 유전적 소인도 무시할 수 없다. 콜라겐을 구성하는 유전자에 변이가 있는 경우 남들보다 연골이 쉽게 손상될 수 있다.

다섯째, 사고나 부상으로 인한 관절 내 골절이나 인대 손상은 관절의 역학적 구조를 변화시켜 수년 뒤 이차성 골관절염을 일으키는 주요 원인이 된다.

무릎관절염의 발생 원인
: 역학적 과부하와 구조적 취약성

무릎 관절은 인체에서 하중을 가장 많이 받는 부위 중 하나로, 발생 원인이 매우 다각적이다.

첫 번째 원인은 기계적 스트레스의 집중이다.

인간은 걷거나 계단을 오를 때 체중의 3~6배에 달하는 압력을 무릎에 전달한다. 특히 한국 사회의 좌식 문화인 쪼그려 앉기나 양반다리는 무릎 내부 압력을 극도로 높여 반월상 연골판에 미세한 균열을 만들고, 이것이 연골 손상으로 이어진다.

두 번째는 근육량의 감소와 균형 붕괴다.

무릎을 지탱하는 대퇴사두근(허벅지 근육)이 약해지면 보행 시 발생하는 충격을 근육이 흡수하지 못하고 관절로 직접 전달하게 된다. 이는 특히 노년층과 여성에게서 두드러지게 나타난다.

세 번째는 내분비계의 변화다.

여성의 경우 폐경기를 기점으로 에스트로겐 분비가 급감하는데, 이는 연골 대사에 부정적인 영향을 미쳐 골밀도 저하와 함께 무릎 관절염의 급격한 진행을 유발한다.

네 번째는 다리의 정렬 상태이다.

내반슬(O자형 다리)이나 외반슬(X자형 다리)과 같이 뼈의 축이 어긋나 있으면 체중이 한쪽 관절면에만 집중되어 특정 부위의 연골이 빠르게 마모되는 불균형을 초래한다.

두통의 원인
: 신경 혈관 반응과 환경적 트리거

두통은 뇌 자체의 통증이 아니라, 뇌를 감싸는 혈관, 근육, 뇌막의 신경이 자극받아 발생한다.

일차성 두통 중 가장 흔한 긴장형 두통은 근육의 과도한 수축이 주원인이다. 과도한 스트레스나 불안, 잘못된 자세로 인해 뒷목과 머리 주변 근육이 굳어지면 혈액 순환이 방해받고 신경이 압박되어 조이는 듯한 통증이 발생한다.

편두통의 경우는 보다 복잡한 신경 혈관 기전을 갖는다. 뇌의 삼차신경계가 활성화되면서 혈관 확장 물질이 방출되고, 이로 인해 뇌혈관에 염증 반응이 일어나며 맥박이 뛰는 듯한 박동성 통증이 나타난다.

이는 유전적 요인이 강하며, 특정 음식(티라민이 함유된 치즈, 초콜릿 등), 강한 빛, 소음, 호르몬 변화 등 외부 자극에 뇌가 과민하게 반응하기 때문이다.

또한, 약물 과용 두통도 흔한 원인이다. 통증을 줄이기 위해 진통제를 너무 자주 복용하면 오히려 뇌의 통증 조절 시스템이 망가져 작은 자극에도 두통이 발생하는 악순환에 빠진다.

이 외에도 수면 부족, 탈수, 혈당 변화 등 대사적 요인이 뇌신경의 안정성을 해쳐 두통을 유발하는 방아쇠 역할을 한다.

목 디스크의 원인
: 경추의 역학적 변형과 수핵 탈출

목 디스크(경추 추간판 탈출증)의 근본적인 원인은 경추 사이에 있는 디스크의 퇴행성 변화와 비정상적인 압력의 지속이다.

현대인에게 가장 치명적인 원인은 디지털 기기 사용 시의 '거북목 자세' 다.

머리의 무게를 효율적으로 분산해야 하는 C자형 경추 곡선이 일자형이나 역C자형으로 변하면, 특정 디스크 분절에 가해지는 하중이 평소의 몇 배로 증가한다. 이 압력을 견디지 못한 디스크의 섬유륜(겉면)에 균열이 생기고 내부의 수핵이 흘러나와 신경을 압박하게 된다.

노화에 따른 자연적인 변성도 중요한 원인이다.

나이가 들면 디스크 내부의 수분 함량이 줄어들어 쿠션 역할이 약해지고 껍질에 해당하는 섬유륜이 딱딱해져 쉽게 찢어지는 상태가 된다.

또한, 급격한 외상 역시 무시할 수 없다. 교통사고 시 목이 채찍처럼 휘둘리는 '편타성 손상'이나 무거운 물건을 머리에 이고 나르는 행위 등은 디스크에 급격한 내압 상승을 일으켜 파열을 유발한다.

수면 습관 역시 원인이 될 수 있는데, 지나치게 높거나 낮은 베개를 사용하면 수면 시간 내내 목 주변 근육과 인대가 긴장 상태를 유지하게 되어 디스크의 영양 공급을 방해하고 퇴행을 촉진한다.

허리통증의 원인
: 구조적 결함과 기능적 불균형

허리통증은 전 세계 인구의 80% 이상이 경험하는 질환으로, 그 원인은 매우 광범위하다.

첫 번째는 급성 요추 염좌다.

무거운 물건을 들 때 허리 힘만 사용하거나 갑자기 방향을 틀 때 허리 주변 근육과 인대가 비정상적으로 늘어나며 미세 파열이 발생한다.

두 번째는 코어 근육의 약화와 불균형이다.

척추를 단단하게 잡아주는 복횡근이나 다열근이 약해지면 하중이 근육이 아닌 척추 뼈와 디스크로 고스란히 전달되어 만성적인 통증을 유발한다.

세 번째는 장시간의 정적인 자세다.

의자에 앉아 있는 자세는 서 있을 때보다 요추에 더 큰 하중을 가하는데, 특히 구부정한 자세로 오래 앉아 있으면 디스크 뒷부분이 늘어나면서 신경을 자극한다.

네 번째는 복부 비만이다.

배가 나오면 무게 중심이 앞으로 쏠리면서 요추의 전만(앞으로 굽음)이 심해지고, 이를 보상하기 위해 허리 뒤쪽 근육이 과도하게 긴장하게 된다.

다섯 번째는 심리적 요인이다.

우울증이나 만성 스트레스는 통증을 조절하는 뇌신경 전달 물질인 세로토닌이나 도파민의 분비를 줄여, 신체적인 이상보다 더 큰 통증을 느끼게 하거나 통증을 만성화시킨다.

근육통의 원인
: 미세 손상과 대사 산물의 정체

근육통은 발생 시점과 기전에 따라 크게 두 가지 원인으로 나뉜다.

첫째, 지연성 근육통(DOMS)은 평소 운동량보다 과도한 부하를 가했을 때 발생한다. 이는 단순히 '젖산'이 쌓여서 생기는 현상이 아니라, 근섬유 자체에 미세한 파열이 생기는 물리적 손상이 주원인이다. 이 파열 부위에 염증 반응이 일어나고 단백질 복구 작업이 진행되는 과정에서 통증 유발 물질이 분비된다.

둘째, 만성적인 근막통증증후군은 근육의 지속적인 긴장과 혈류 저하가 원인이다. 동일한 자세를 오래 유지하거나 스트레스를 받으면 근육 내부의 혈관이 압박받아 산소 공급이 차단된다. 이로 인해 에너지원이

고갈된 근육세포가 이완되지 못하고 단단하게 뭉친 '통증 유발점' 을 형성하게 된다.

영양 및 대사적 불균형도 근육통의 주요 원인이다.

체내 수분이 부족하면 혈액의 점도가 높아져 근육으로의 영양 배달과 노폐물 제거가 원활하지 못하게 된다. 또한 칼슘, 마그네슘, 칼륨 등의 전해질은 근육의 수축과 이완을 조절하는 전기 신호에 관여하는데, 이들의 농도가 깨지면 근육이 비정상적으로 떨리거나 경직되며 통증을 유발한다.

마지막으로, 감기나 독감 같은 전신 감염 질환 시 나타나는 근육통은 체내 면역 세포가 바이러스와 싸우기 위해 방출하는 '사이토카인' 이라는 물질이 근육 신경을 자극하기 때문에 발생한다.

오십견의 원인
: 관절낭의 섬유화와 대사성 변화

오십견(유착성 관절낭염)은 어깨 관절을 감싸고 있는 얇고 유연한 관절낭이 여러 원인에 의해 두꺼워지고 뼈에 들러붙는 질환이다.

가장 큰 원인은 '만성 염증으로 인한 조직의 섬유화'다.

특별한 이유 없이 발생하는 특발성 오십견의 경우, 노화 과정에서 관절막의 콜라겐 결합이 변하면서 신축성을 잃고 쪼그라들게 된다. 이 과정에서 관절 내부의 공간이 좁아져 팔을 들어 올릴 때 극심한 통증과 가동 범위 제한이 나타난다.

이차적인 원인으로는 장기적인 부동(움직이지 않음)이 꼽힌다.

어깨 골절이나 유방암 수술, 회전근개 손상 등으로 인해 어깨를 장기간 고정하면 관절액의 순환이 멈추고 관절낭이 딱딱하게 굳어버린다.

기저 질환과의 연관성도 뚜렷하다. 특히 당뇨병 환자는 혈액 내 높은 포도당 농도가 관절막의 콜라겐과 결합하여 관절낭을 더 딱딱하게 만드는 '당화 반응' 을 일으키는데, 이로 인해 일반인보다 발병률이 높고 치료도 어렵다.

또한 갑상선 기능 항진증이나 저하증 역시 전신 대사에 영향을 주어 어깨 조직의 염증 반응을 촉진하는 원인이 된다.

척추관 협착증의 원인
: 공간의 점유와 신경 압박

척추관 협착증은 신경이 지나가는 통로인 척추관이 좁아지는 현상으로, 주된 원인은 세월에 따른 '척추 구조물의 비대' 에 있다.

첫 번째 원인은 황색 인대의 변성이다.

척추뼈 사이를 연결하며 유연성을 유지해 주던 황색 인대가 노화로 인해 탄력을 잃고 두꺼워지면서 척추관 내부로 밀고 들어와 신경을 압박한다.

두 번째 원인은 뼈 가시(골극)의 형성이다.

관절의 퇴행이 진행되면 척추뼈 자체가 불안정해지는데, 우리 몸은 이를 보완하기 위해 뼈 가장자리를 두껍게 자라게 한다. 이 튀어나온 뼈들이 신경 통로를 직접 점유하게 된다.

세 번째 원인은 디스크의 퇴행성 변화다.

디스크의 높이가 낮아지면 척추뼈 사이의 간격이 좁아지고, 이로 인해 척추 뒤쪽의 후관절이 맞물리는 면적이 변하면서 관절염이 발생하고 비대해진다.

네 번째는 선천적인 구조적 요인이다.

태어날 때부터 척추관의 직경이 남들보다 좁은 사람은 약간의 퇴행성 변화만으로도 증상이 일찍 나타난다. 이러한 협착은 혈관을 압박하여 신경으로 가는 혈액 공급을 차단하기도 하는데, 이것이 조금만 걸어도 다리가 저리고 터질 듯한 통증이 생기는 '파행' 증상의 직접적인 원인이 된다.

척추 관절질환의 원인
: 불안정성과 염증성 변성

척추 관절질환은 척추를 구성하는 관절인 후관절(Facet joint)과 그 주변 조직의 이상에서 비롯된다.

첫째 원인은 척추의 불안정성이다.

척추를 지지하는 인대가 느슨해지거나 디스크가 탄력을 잃으면 척추 뼈가 미세하게 흔들리게 된다. 이 과정에서 후관절에 비정상적인 마찰과 과부하가 걸리며 염증이 발생한다.

둘째는 반복적인 회전 및 굴곡 운동이다.

허리를 비틀거나 구부리는 동작을 반복하는 작업 환경은 척추 관절면의 연골을 마모시키고 골극 형성을 유도한다.

셋째 원인은 자가 면역체계의 이상이다.

강직성 척추염과 같은 질환은 우리 몸의 면역 세포가 척추 관절을 외부 침입자로 오인해 공격하면서 발생한다. 이로 인해 관절에 만성 염증이 생기고 뼈와 뼈가 서로 붙어버리는 대나무 형태의 강직이 일어난다.

넷째는 영양 공급의 차단이다.

척추 관절과 디스크는 혈관이 직접 닿지 않고 확산 작용을 통해 영양을 공급받는데, 흡연이나 고지혈증은 미세 혈류를 방해하여 조직의 괴사와 변성을 앞당긴다.

마지막으로, 잘못된 수면 자세나 맞지 않는 매트리스 사용은 밤새 척추 관절이 꺾인 상태를 유지하게 하여 관절 주변 조직의 피로를 누적시킨다.

섬유근육통의 원인
: 통증 정보 처리의 오류와 신경과민

섬유근육통은 신체 곳곳에 만성적인 통증이 나타나지만 정밀 검사상 염증이나 파열이 발견되지 않는 특징이 있다.

가장 유력한 원인은 '중추신경 감작(Central Sensitization)**' 이다.**

뇌와 척수에서 통증 정보를 처리하는 시스템에 오류가 생겨, 통증을 억제하는 기능은 약해지고 통증을 전달하는 경로는 과도하게 활성화된다. 즉, 뇌가 일반적인 촉각이나 약한 압박조차 극심한 통증으로 잘못 해석하는 상태가 된 것이다.

신경전달물질의 불균형도 핵심적인 원인이다.

통증을 완화하고 기분을 조절하는 세로토닌과 노르에피네프린 수치는 낮은 반면, 통증 신호를 전달하는 물질(Substance P)은 과도하게 분비된다.

또한 심리적, 물리적 외상과의 연관성이 깊다.

어린 시절의 학대, 큰 사고, 극심한 사별의 경험 등은 자율신경계와 시상하부-뇌하수체-부신 축(HPA axis)의 조절 기능을 망가뜨려 통증에 취약한 신체 환경을 만든다.

마지막으로 수면의 질 저하가 원인이 된다.

섬유근육통 환자들은 대부분 깊은 잠인 '서파 수면' 단계에 진입하지 못하는데, 이 단계에서 이루어져야 할 근육의 이완과 뇌 내 노폐물 청소가 이루어지지 않아 통증이 해소되지 못하고 만성화된다.

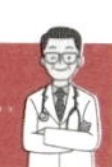

인류의 통증과 함께한 버드나무: 히포크라테스부터 아스피린까지

인류가 통증을 다스리기 위해 자연에서 찾아낸 가장 오래된 지혜 중 하나는 바로 버드나무다. 오늘날 가정 비상약의 대명사가 된 아스피린의 뿌리 역시

이 버드나무 껍질에 닿아 있다.

1. 고대 의학의 아버지들이 발견한 천연 진통제

버드나무 껍질이 통증에 효과가 있다는 사실은 이미 수천 년 전부터 알려져 왔다. 기원전 1500년경 고대 이집트의 의학 기록인 '에베르스 파피루스(Ebers Papyrus)'에는 염증과 통증을 줄이기 위해 버드나무 껍질을 사용했다는 기록이 남아 있다. '의학의 성인'이라 불리는 그리스의 히포크라테스 역시 산모의 해산 고통을 줄이고 열을 내리는 데 버드나무 껍질 달인 즙을 처방했다. 당시 사람들은 버드나무 껍질을 씹거나 차로 마심으로써 고통을 달랬다.

2. 베일에 싸여있던 성분, '살리신'의 분리

버드나무의 치유 효능이 과학적으로 증명되기 시작한 것은 19세기에 들어서다. 1828년 프랑스의 약학자 앙리 르루(Henri Leroux)와 이탈리아의 화학자 라파엘레 피리아(Raffaele Piria)는 버드나무 껍질에서 통증을 완화하는 핵심 성분을 분리해내는 데 성공하고, 이를 버드나무의 학명인 '살릭스(Salix)'에서 따와 살리신(Salicin)이라 명명한다. 이 성분이 체내에 들어가면 살리실산으로 변해 염증을 억제하고 통증을 가라앉힌다.

3. 고통을 줄이려는 노력이 탄생시킨 '아스피린'

초기의 살리실산은 뛰어난 효과에도 불구하고 치명적인 단점이 있었다. 맛이 지독하게 썼을 뿐만 아니라, 산성이 강해 위장 점막을 심하게 자극하고 구토를 유발했다.

1897년, 독일 바이엘사의 연구원 펠릭스 호프만(Felix Hoffmann)은 류마티스 관절염으로 고생하는 아버지가 약의 부작용 때문에 힘들어하는 모습을 보고 새로운 합성법을 연구하기 시작한다. 그는 살리실산에 아세틸기를 결합해 부작용을 획기적으로 줄인 '아세틸살리실산' 을 합성해냈는데, 이것이 바로 세계 최초의 합성 의약품인 아스피린(Aspirin)의 탄생이다.

4. 자연에서 시작된 치유의 원리

버드나무 껍질에서 시작된 아스피린의 역사는 자연 요법이 어떻게 현대 의학의 근간이 되었는지를 잘 보여준다.

식물이 자신을 보호하기 위해 만들어낸 천연 화합물이 인간의 통증 시스템에 작용하여 염증 전구물질인 프로스타글란딘의 생성을 차단하는 원리는 오늘날에도 만성 통증 치료의 핵심 기전으로 활용된다.

결국 아스피린이라는 현대적 성취의 배경에는 수천 년간 자연의 선물을 신뢰하고 이용해 온 인류의 경험적 지혜가 자리 잡고 있다.

출처 : Jeffreys, D. (2004). Aspirin: The Remarkable Story of a Wonder Drug. Bloomsbury Publishing.. 한의학 사전 "버드나무피(유피, 柳皮) 의 효능과 약리 작용" 항목.

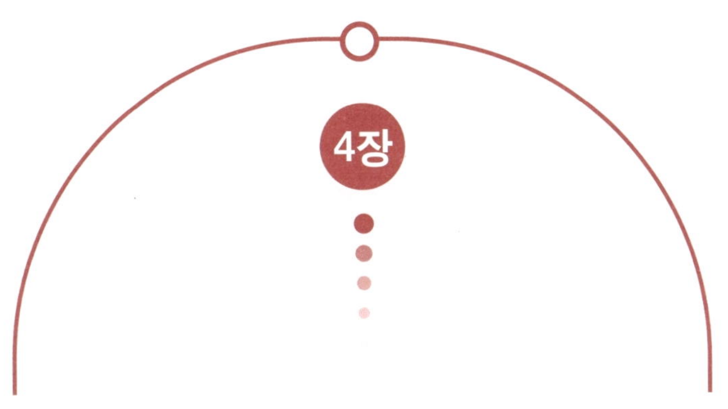

치유와
법제유황의 비밀

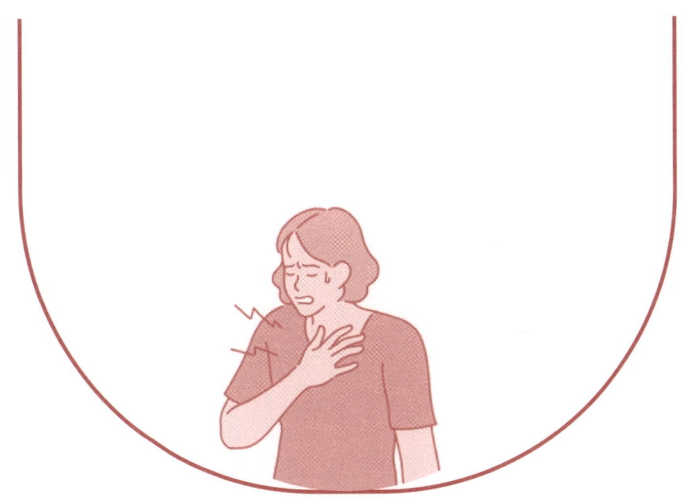

식이유황(MSM)
어떻게 발견되었나

천연 식이유황

MSM이란 메틸설포닐메테인(Methyl-Sulfonyl-Methane)의 줄임말로서 천연 식이유황 영양소를 뜻한다.

유황은 수소, 산소, 질소와 함께 인체를 구성하는 8대 원소 중 하나이며, 특히 단백질 대사와 세포 구조 유지에 필수적인 미네랄이다. 인체의 생명 활동에 관여하며 미생물, 식물, 동물의 생체 내에서 신진대사와 생명 활동을 관장한다.

자연계에서 유황은 독특한 순환 과정을 거친다. 해양의 플랑크톤이 유황 화합물을 방출하면 이것이 대기 중에서 산화되어 유황화합물을 포함한 비나 눈의 형태로 지표면에 내린다. 식물은 뿌리를 통해 이를 흡수하여 농축하고, 인간은 이러한 식물을 섭취함으로써 생물학적으로 이용 가능한 유황을 얻는다.

일상 속의 흔한 유황

이러한 유황은 인류 역사에서 질병 치유에 매우 중요한 영양소로 쓰여 왔다. 실제로 우리나라 사람들은 연탄가스에 중독되었을 때 동치미 국물을 마시면 두통과 현기증이 사라진다 하여 민간요법으로 활용했는데 이는 동치미 국물에 발효 과정에서 발생한 유황 성분이 독소를 제거하는 작용을 했기 때문이다.

유황 성분은 일상 속 다양한 식재료에도 흔히 들어 있는 성분이다. 식물의 경우 특유의 냄새를 풍기는 파, 양파, 마늘, 부추, 달래, 홍당무, 양배추 등에도 유황이 들어 있다. 이 채소들을 절단하거나 가열할 때 풍기는 독특한 냄새가 바로 유황 화합물 냄새이다.

또한 예로부터 질병 치료에 영험하다고 알려져 오늘날에도 각광받는 유황 온천의 사례도 우리 주변에서 유황 성분이 치료제로 쓰이는 대표적인 예이다.

유황은 성분상 유해물질인 수은, 납, 카드뮴, 비소 등의 중금속을 결합하여 존재하므로 위험 물질로 인식되지만 이를 법제나 정제하여 유해중금속을 완전제거하거나 식물에서 추출한 식이유황인 MSM은 독성이 없는 천연 영양소로 분류된다.

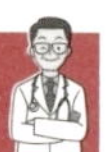

유황은 인체를 구성하는 제8의 요소

인체는 수분, 단백질, 지방 등 다양한 성분으로 구성되어 있다. 인체를 구성하는 원소들에는 수소, 산소, 질소, 나트륨 등이 있으며 이러한 원소들에 이어 8번째로 풍부한 요소가 유황이다.

유황은 거의 모든 조직에 들어 있는데 근육, 피부, 혈액, 머리카락 등의 조직에 가장 많다. 머리카락을 불에 그슬릴 때 나는 악취가 유황 때문이다.

유황은 인체를 구성하는 아미노산의 주된 요소라는 점에서 매우 중요하다. 체내에서 단백질은 뼈와 근육, 피부를 비롯한 기관과 조직을 구성한다. 또한 단백질은 호르몬과 효소, 항체 등 생화학적 활동의 기본 요소이기 때문에, 단백질의 주된 요소인 유황의 역할이 매우 중요하다.

미국 의학계에 보고된
영양 혁명

DMSO에서 MSM 발견

MSM이 현대 의학의 전면에 등장하게 된 결정적인 계기는 1960년대 미국 오리건 보건과학대학교(OHSU)의 스탠리 제이콥(Stanley W. Jacob) 박사와 로버트 허슐러(Robert Herschler) 박사의 연구였다.

당시 이들은 제지 산업의 공정 과정에서 발생하는 리그닌 추출물인 DMSO(디메틸 설폭사이드, Dimethyl Sulfoxide)의 특성에 주목했다.

당시 임상실험을 통해 근육 골격 장애, 관절염, 당뇨, 위궤양을 앓고 있는 약 3,000명에게 이 물질을 처방했는데, 약물이 피부 속에 순식간에 침투되는 강력한 투과력과 뛰어난 항염 효과를 보였다.

그 결과 DMSO는 의학계에 대서특필되면서 놀라운 물질로 알려지고 나아가 페니실린 개발에 필적하는 의학계의 혁명으로도 불리며 의약 업체의 비상한 관심을 끌었다.

독성을 제거한 천연 식이유황

다만 이 DSMO는 유황 특유의 악취와 피부 자극이 심하다는 치명적인 단점이 있었다. 연구진은 수많은 실험 끝에 DMSO가 체내에서 대사될 때 생성되는 최종 산물인 MSM이 DMSO의 독성과 부작용은 거의 없으면서도 유황의 효능은 유지할 수 있음을 발견하였다.

제이콥 박사는 무독 무취의 MSM 성분을 식물로부터 추출해내는 데 성공하고 12,000명에게 임상시험을 거쳐 천연 식이유황 MSM을 발표했다. 이는 인류가 안전하게 대량으로 유황을 보충할 수 있는 길을 연 역사적 발견이었다.

만성통증 관리의 혁명

이후 미국 의학계에서 MSM은 만성 통증 관리의 조용한 혁명으로 불릴 만큼 다양한 임상 사례를 남겼다.

스탠리 제이콥 박사는 저서와 논문을 통해 약 20년 동안 18,000명 이상의 환자에게 MSM을 적용한 결과를 보고했는데, 이 임상 데이터에 따르면 MSM은 신경 섬유를 통한 통증 신호 전달을 차단하고 근육의 경련을 완화하는 데 탁월한 효능을 보였다. 특히 기존의 비스테로이드성 소염제 (NSAIDs)가 유발하는 위장 장애 등의 부작용 없이 만성적인 허리 통증, 퇴행성관절염, 섬유근육통 환자들의 통증 수치를 유의미하게 낮춘 사례들이 보고되었다.

로널드 로렌스(Ronald Lawrence) 박사가 진행한 실험도 유명하다.

그는 무릎 퇴행성관절염을 앓고 있는 환자들을 대상으로 12주간 매일 일정량의 MSM을 섭취하게 하였다. 이 임상실험에서 위약을 복용한 대조군에 비해 통증 수치가 약 82% 감소했으며 관절의 뻣뻣함이 크게 개선되어 일상적인 보행 능력이 향상되었다는 결과가 발표되었다.

광범위한 통증 질환에 효과

또한 의학적으로 치료가 까다롭기로 유명한 간질성 방광염 환자들에게 MSM 요법을 적용했을 때, 방광 점막의 염증이 가라앉고 배뇨 통증이 완화된 사례가 미국 비뇨기과학회 등을 통해 알려진 바 있다.

의학박사 C. 마이클의 저서 〈유황 화합물의 생물학적 작용〉에 의하면 현대에서 사용되는 의약 제품의 약 4분의 1에 유황 성분이 포함되어 있다고 한다. 페니실린, 세팔로스포린 등 대표적인 항생제를 비롯해, 당뇨병 치료제인 톨부타미드5, 피부병 치료제인 설파민, 항정신병 치료제인 페노티아진 등에도 유황 성분이 들어 있다.

이처럼 20세기 후반부터 의학계에서 MSM의 임상적 가치가 공고해졌다. 운동선수들의 급성 부상 회복 속도를 높이고 만성 피로를 개선하는 등 광범위한 임상 사례가 학계에 꾸준히 보고되고 있다.

자연 속의 유황

동식물과 광물 속 유황

유황은 지구상의 모든 동식물 세포 속에 존재하는 성분으로, 자연계 어디에나 존재하며 생명체의 생존과 구조 유지에 핵심적인 역할을 한다.

유황은 존재하는 형태에 따라 동물성, 식물성, 광물성 유황으로 구분할 수 있는데 각각의 유용성이 조금씩 다르다.

광물성 유황

광물로서의 유황은 화산 지대나 온천 근처 지하에서 발견되는 노란 결정체 형태의 무기 물질이다.

오래 전부터 인류는 이러한 유황을 사용해 약재나 화약을 만들었다. 그러나 무기 유황은 그 자체로 강한 독성을 지니고 있기 때문에 직접 섭취할 수는 없었다. 그래서 독을 제거하는 과정(법제)으로 중화를 거쳐 약용으로 사용하였다. 현대에는 직접 섭취하기보다 유황 온천과 같이 피부를 통해 흡수시키거나, 식물이 흡수한 유기 유황을 섭취하는 등 안전한 방식으로 통용되었다.

동물성 유황

동물의 체내에 있는 유황은 주로 황을 함유한 아미노산인 메티오닌(Methionine)과 시스테인(Cysteine)의 형태로 존재한다. 단백질의 주요 성분인 아미노산의 메티오닌과 시스테인은 유황 아미노산으로서 유황의 최고 공급원으로 작용한다.

메티오닌은 필수 아미노산으로 인체에서 생화학적 변화를 촉발하여 단백질이나 아미노산, 호르몬의 구조와 기능을 바꾸는 역할을 한다. 체내에서 생성되지 않기 때문에 반드시 음식을 통해 섭취해야 한다.

시스테인은 메티오닌으로부터 생성되며 질병과 노화를 야기하는 조직의 예민성을 완화하며 산화 방지 역할 및 해독 작용을 한다.

이는 근육, 피부, 털, 발톱 등을 구성하는 단백질 구조를 단단하게 결합하는 이황화 결합의 핵심 요소이다. 동물의 연골이나 결합 조직에 농

축되어 있으며, 생명체의 대사 과정에서 효소와 호르몬 활성을 돕는 촉
매제로 작용한다.

동물의 쓸개, 우황청심원의 주된 성분인 소의 담즙, 사향노루에서 채
취한 사향 등에도 유황이 들어 있다. 동물의 생명 활동이 멈춘 후에도 동
물의 체내에 있던 유황 성분은 유기물의 형태로 보존되어 먹이사슬을
통해 전달된다.

식물성 유황

식물성 유황은 대기 중의 유황 화합물이 비와 함께 땅으로 내려와 토
양에 섞인 후 식물 뿌리를 통해 흡수된 성분이다.

식물은 토양 속 유기 유황을 뿌리를 통해 흡수하여 생존에 활용한다.
식물 내부에서 유황은 엽록소 형성에 관여하거나, 외부 침입자로부터 자
신을 보호하기 위한 독특한 향과 맛을 만드는 데 쓰인다. 마늘의 알리신,
인삼 속 사포닌, 독특한 향을 가진 산삼, 파, 양파, 달래 등이 그 예이다.

채소를 통해 섭취하는 식물성 유황은 인체 흡수율이 매우 높은 '유기
유황'으로서 영양학적 가치가 높다.

유황이 풍부한 식품

신체가 필요로 하는 유황을 보충하기 위해서는 유황 함유량이 높은 식품을 섭취해야 한다. 단, 유황은 조리 과정에서 손실되기 쉬우므로 식품별 특성을 이해하는 것이 필요하다.

동물성 유황 함유 식품

→ 고함량 아미노산의 보고

- 달걀

동물성 식품 중 유황이 가장 풍부하게 함유되어 있다. 특히 노른자에는 시스테인과 메티오닌이 밀집되어 있어 훌륭한 유황 공급원이 된다.

- 육류

소고기, 돼지고기, 닭고기 등의 육류 역시 필수 아미노산 형태의 유황을 풍부하게 함유하고 있다. 육류 속 유황은 체내 콜라겐 생성에 필수적이다.

- 해산물

새우, 게 등의 갑각류, 고등어, 연어 등 등푸른 생선에도 유황이 풍부하게 함유되어 있다.

단, 육류를 고온에서 지나치게 오래 가열할 경우 단백질이 변성되고 유황 성분의 효율이 떨어질 수 있으므로 적절한 조리법이 권장된다.

식물성 유황 식품
→ 천연 항산화 식품

- 백합과 채소(마늘, 양파, 파, 부추, 달래, 냉이)

마늘의 톡 쏘는 매운맛 성분인 '알리신' 은 대표적인 유황 화합물이다. 양파를 썰 때 눈물이 나게 하는 성분 또한 유황 화합물이 휘발되는 과정에서 발생한다. 이러한 백합과 채소들은 살균 및 항균 작용이 뛰어나며 혈액 순환을 돕는 유황을 다량 공급한다.

- 십자화과 채소(브로콜리, 양배추, 케일, 콜리플라워)

십자화과 채소에는 '설포라판' 이라는 강력한 유황 기반 항산화 물질이 들어 있다. 이러한 항산화 물질은 체내 해독 효소를 활성화하고 세포 손상을 방지하는 데 탁월하다.

- 견과류와 콩류

견과류와 콩류에는 식물성 단백질과 함께 상당량의 유황이 포함되어 있다. 단, 유황은 열에 약해 쉽게 휘발되므로 지나치게 가열하지 않고 살짝 익히거나 생으로 섭취할 때 유황 흡수율을 높일 수 있다.

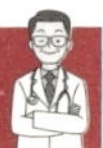

자연계에서 돌고 도는 유황의 순환

1977년 갈라파고수제도 심해 2,500m속 열수구에서는 햇빛과 산소없이도 살아가는 매우 다양한 생명체가 발견되었으며 이들은 황화수소를 황세균과 화학합성을 통해 생명체를 유지한다. 이들의 발견은 생명의 시초에 대한 비밀을 밝힐 수 있는 중요한 단서를 제공하는데 산소가 거의 없고 유황 마그마가 끓는 원시지구에서의 생명체 탄생과 밀접한 관련이 있다.

이러한 심해 생명체를 먹이로 하는 현미경으로 보이는 해양 미생물인 아메바나 플랑크톤, 조류 등은 유기황(organic sulfur)을 생성하고 분비한다. 이러한 유기황은 자연적인 먹이사슬을 통해 섭취되고, 생체에서 각종 역할을 수행하고 배설되어 다시 강이나 바다로 흘러감으로써 반복 순환된다.

식이유황인 MSM의 순환을 예를 들어보면, 바다에서는 휘발성이 강한 비수용성의 DMS(Dimethlysulfide, 유기 황 함유 화합물의 일종)로 변환되고, DMS는 가스의 형태로 바닷물로부터 증발해 상층 오존층이나 대기권으로 올라가 오존, 자외선이나 번개 등의 촉매작용에 의해 DMSO(다이메틸설폭사이드. 무색무취의 흡습성 액체로 각종의 유기물질에 대한 뛰어난 용제, 배양세포 등의 동결보존에도 사용)로 산화한다. 그리고 DMSO는 다시 한번 산화 작용을 거쳐 MSM(메틸설포닐메틴 또는 디메틸설폰)으로 변환된다.

이 2가지의 화합물은 대기 중 수증기에 용해되어 구름 속에 포함되어 있다가 비나 눈을 통해 지상으로 내려오는데, DMS와 달리 DMSO와 MSM은 물속에서 용해도가 높다. 식물은 물속에 녹아 있는 DMSO와 MSM을 흡수해 100배까지 농축하게 된다.

이렇게 농축된 MSM은 또다시 유황 아미노산인 메티오닌과 시스테인으로 전환되어 식물을 구성하는 성분이 된다. 우리가 먹는 마늘, 양파, 부추, 콩, 솔잎 등의 식물에 유황 성분이 풍부한 것도 이 때문이다.

치유와 유황

유황의 치유 효과

유황(법제유황, 식이유황)의 치유 효과는 세포의 투과성을 높여 대사 효율을 극대화하는 근본적인 메커니즘에서 비롯된다. 이로 인한 치유 효과는 다음과 같다.

첫째, 항염 및 통증 완화 효과가 뛰어나다.

유황은 세포막의 유연성을 회복시켜 세포 내부의 노폐물과 독소는 신속히 배출하고, 외부의 영양소와 산소는 원활하게 흡수되도록 돕는다. 이 과정에서 염증 유발 인자인 '사이토카인' 의 생성을 억제하고, 통증 신호를 전달하는 C-섬유의 과도한 활성을 잠재워 천연 진통제 역할을 수행한다.

둘째, 단백질 결합 조직을 강화한다.

유황은 단백질의 3차원 구조를 결정하는 '이황화 결합(Disulfide bond)'의 핵심 요소이다. 따라서 유황은 연골의 콜라겐 합성을 촉진하여 관절의 완충 능력을 높이고, 피부의 케라틴 구조를 단단하게 만들어 주름 개선과 탈모 예방에도 기여한다.

셋째, 강력한 항산화 및 해독 기능을 한다.

유황은 체내의 마스터 항산화제라 불리는 '글루타치온'과 '타우린'의 생성을 돕는 핵심 원료를 공급한다. 이를 통해 간의 해독 대사를 원활하게 하고 체내 산화 스트레스를 줄여 만성 피로 회복과 면역력 증강에 기여한다.

넷째, 알레르기 및 호흡기 질환을 개선하는 데 효과적이다.

유황은 코와 목의 점막 세포에 결합하여 알레르겐이 수용체에 달라붙는 것을 물리적으로 차단하고 히스타민의 과도한 방출을 억제함으로써 비염이나 천식 증상을 완화한다.

인슐린 합성과 혈당 조절에도 유황이 관여한다는 점이 밝혀지면서 대사 질환 관리의 보조 수단으로도 그 활용 범위가 넓어지고 있다.

유황의 치유 기능

* 통증 완화

* 항염 및 염증 감소

* 만성 피로 완화 및 예방

* 재생 : 피부 세포막에 깊이 투과하여 재생 기능을 도움

* 혈액 순환 개선 : 혈관을 팽창시키고 콜레스테롤 방지, 어혈 제거,
  지방 분해 효과

* 노화 방지 : 유전자 및 염색체 보호를 통해 노화방지

* 소화장애 개선 : 장의 연동운동을 회복

* 영양 흡수 : 미네랄의 흡수를 촉진

* 콜라겐의 교차 결합 과정을 변화시켜 생체 유기 접착제 역할

* 류마티스 관절염 등 자가면역질환 등에서 면역 정상화 효과

* 활성산소 억제

* 종양 및 암세포 억제

* 알레르기질환 및 아토피 개선

* 천식 억제

* 편두통 억제

* 머리카락 및 손발톱 강화

* 근육통과 경련 제거

* 피부 손상과 노화 방지

* 피부의 유연성, 탄력성과 복원력 증대

* 항암효과

* 퇴행성 뇌질환(알츠하이머치매, 파킨슨병)의 예방과 치료 등

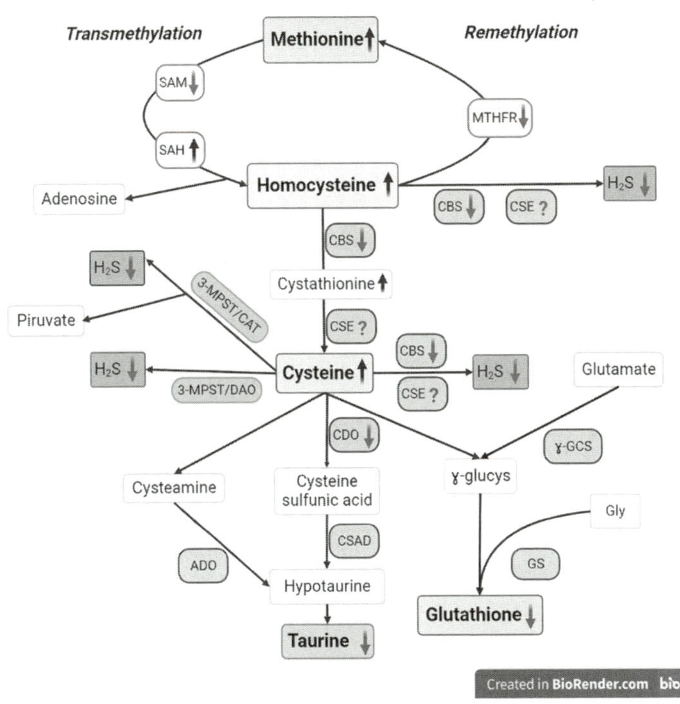

출처 : 〈퇴행성 뇌질환 환자들의 황화수소를 비롯한 황화합물 및 황단백질의 부족(Andrea Corona-Trejo et al, Reviews in the Neurosciences,2023)〉

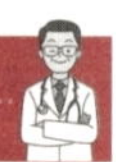

우리 몸의 필수 원소 유황, 부족하면 어떤 신호를 보낼까?

인간의 체내에는 평균 약 140g의 유황이 항상 축적되어 있다. 이 유황이 결핍되지 않고 적절히 유지되도록 하기 위해서는 체중 1kg당 50mg의 유황을 섭취하는 것이 좋은데, 일반 성인 60kg을 기준으로 3,000mg이 꼭 필요하다.

그런데 최소한의 유황이 유지되지 않고 결핍되면 어떤 일이 벌어질까? 만일 신장에 유황이 부족해지면 머리카락의 윤기가 없어지고, 아토피 등 각종 피부 질환이 발생하거나 주름이 생긴다. 손톱과 발톱이 잘 부러지고 각질화가 나타나기도 한다. 즉 이러한 증상들이 나타나면 단백질과 칼슘뿐만 아니라 유황이 결핍되는 신호로 볼 수 있다. 만약 이를 그대로 방치할 경우 다른 장기나 조직에도 문제가 생긴다. 예를 들어 관절염, 각종 만성질환, 위장장애, 당뇨 등으로도 이어질 수 있다.

유황은 인체를 구성하는 8대 필수 영양소 중 하나로, 체중의 약 0.25%를 차지하는 중요한 미네랄이다. 칼슘, 인, 칼륨 다음으로 우리 몸에 많이 존재하는 원소임에도 불구하고, 현대인들은 토양의 산성화와 가공식품 위주의 식습관과 노쇠로 인해 유황 결핍 상태에 놓이기 쉽다. 우리 몸에 유황이 부족해질 때 나타나는 구체적인 결핍 증상들은 다음과 같다.

1. 피부 노화와 손발톱, 모발의 약화

유황은 '뷰티 미네랄' 이라는 별명이 있을 만큼 피부와 모발 건강에 결정적인 역할을 한다. 피부 단백질인 콜라겐과 각질 단백질인 케라틴을 형성하는 데 반드시 유황이 필요하기 때문이다.

유황이 결핍되면 피부 탄력이 급격히 떨어져 주름이 생기고, 피부 결이 거칠어지며 염증성 질환이 자주 발생한다. 또한 모발이 가늘어지고 윤기를 잃으며, 손발톱이 얇아져 쉽게 갈라지거나 부러지는 증상이 나타난다.

2. 관절 통증과 조직의 유연성 저하

관절 연골과 인대, 힘줄을 구성하는 글리코사미노글리칸(GAG)의 핵심 성분은 황산염(Sulfate)이다. 체내에 유황이 부족해지면 연골 조직이 얇아지고 수분 보유력이 떨어져 관절이 뻣뻣해진다. 이는 작은 움직임에도 통증을 느끼게 하며, 관절염이나 건염과 같은 만성 염증으로 이어지기 쉽다. 또한 근육과 인대의 탄력성이 줄어들어 부상의 위험이 커지고 신체 전반의 유연성이 떨어진다.

3. 해독 능력 저하와 만성 피로

우리 몸의 '마스터 항산화제' 라 불리는 글루타치온(Glutathione)은 강력한 해독 작용을 담당하는데, 이 성분의 핵심 원료가 바로 유황이다. 유황 결핍은 글루타치온 합성을 저해하여 간의 해독 능력을 떨어뜨린다. 이로 인해 체내에 중금속과 독소가 쌓이게 되며, 원인을 알 수 없는 만성 피로, 무기력증, 면역력 저하 증상이 반복적으로 나타난다.

4. 대사 기능 장애와 혈당 조절 문제

유황은 인슐린 호르몬의 구조를 안정화하는 데 필수적인 역할을 한다. 인슐린 분자는 두 개의 단백질 사슬이 유황 결합(이황화 결합)을 통해 연결되어 있는데, 유황이 부족하면 인슐린의 활성이 떨어져 혈당 조절에 문제가 생길 수 있다. 또한 유황은 에너지 대사에 관여하는 비타민 B군(B1-티아민, B7-비오틴)의 구성 성분이기도 하여, 결핍 시 지방과 탄수화물의 대사가 원활하지 못해 쉽게 살이 찌거나 기운이 없는 상태가 지속된다.

5. 알레르기 반응의 증가

유황 성분은 세포막의 투과성을 높여 세포 내부의 노폐물은 내보내고 영양분은 잘 받아들이게 돕는다. 유황이 부족해 세포막이 딱딱하게 굳으면 노폐물이 배출되지 못해 염증 반응이 심해진다. 이는 외부 자극에 대한 민감도를 높여 비염, 천식, 각종 알레르기성 질환을 악화시키는 원인이 된다. 결국 유황의 결핍은 단순히 한 부위의 문제가 아니라 인체의 재생 시스템과 방어 체계 전반을 무너뜨리는 결과를 초래한다. 따라서 만성적인 통증이나 피부 문제, 원인 모를 피로감에 시달리고 있다면 내 몸에 유황이라는 핵심 원소가 부족한 것은 아닌지 반드시 점검해 보아야 한다.

출처 : Parcell, S. (2002). "Sulfur in human nutrition and applications in medicine. Alternative Medicine Review., 한국영양학회 자료

법제유황의 비밀과
개발 배경

건강식품으로 각광받게 된 이유

유황이 영양제(MSM) 형태의 건강기능식품으로 대중화된 이면에는 현대사회의 환경오염과 독소 증가, 그리고 식단 변화라는 건강 문제가 자리 잡고 있다.

과거 인류는 유기물이 풍부한 토양에서 자란 작물 섭취를 통해 유황을 충분히 섭취할 수 있었다. 그러나 현대의 집약적 농업 방식 및 화학비료 사용으로 인해 토양 속 천연 유황 수치가 급격히 떨어졌다.

더욱이 식이유황인 MSM은 열에 취약하고 휘발성이 강하여 식품을 가공, 건조, 가열하는 과정에서 원재료에 포함되어 있던 미량의 유황 성분마저 대부분 증발해 버린다. 따라서 현대인은 음식물 섭취만으로는 인체에 필요한 충분한 양의 유황을 확보하기가 어려워졌다.

제조 기술의 발전

이러한 유황 결핍 및 부족 문제를 해결하기 위해 고농축 MSM 제조 기술이 비약적으로 발전했다.

초기에는 결정화(Crystallization) 방식을 사용했으나, 이는 원료의 불순물을 완벽히 제거하기 어렵다는 단점이 있었다. 이후 미국의 기업들이 증류법(Distillation)을 도입하여 가열 및 냉각 과정을 거쳐 중금속과 불순물을 분리해 낸 고순도 MSM을 생산하게 되었다.

2000년대 들어서는 미국 FDA가 MSM을 '일반적으로 안전한 물질(GRAS)' 등급으로 공식 승인하면서 신뢰도가 확보되었다. 이는 소비자들이 부작용 걱정 없이 고함량 유황을 섭취할 수 있는 표준 확립의 계기가 되었다.

한방에서 법제유황의 오랜 역사

한편 유황의 효능은 한방에서도 오랜 세월 동안 사용해 오면서 효과와 안전성을 입증하기 위해 자연산 석유황의 포제가 발전하였는데, 그것이 바로 법제(法製) 유황인 금액단(金液丹)이다.

법제유황은 유황을 '법제(독성을 제거함)' 하여 만든 한방 약재를 뜻한다.

다시 말해, 광물 상태의 무기 유황이 가진 치명적인 독성을 제거하고, 인체 내 흡수율을 극대화하기 위해 한방의 포제 기술(한약재를 찌거나 볶는 등 가열, 가공하여 성분을 변화시켜 유효 성분을 강화하고 독성을 줄이는 공정)을 적용한 유황함유량이 매우 높은 유황이 바로 법제유황이다.

법제유황은 한의학에서 활용한 오랜 역사를 가지고 있다.

유황은 중국 송대의 의서 〈태평혜민화제국방(太平惠民和劑局方)〉에 처음 기재되었고, 이후 〈편작심서(扁鵲心書: 중국 송나라의 의학자 두재(竇材)가 춘추전국시대의 명의인 편작의 의학 이론을 기반으로 저술한 의서. 1146년 간행)〉에서도 널리 활용되었던 처방이다.

우리나라에서는 조선시대 허준의 〈동의보감〉과 황도연의 〈방약합편〉에서도 법제유황의 효능과 제조 기술이 자세히 실려 있다.

독성의 중화와 생물학적 활성 전환

자연 상태의 광물성 유황은 비소(As), 수은(Hg), 납(Pb), 카드뮴(Cd) 등과 같은 유해한 중금속이 혼입되어 있을 뿐만 아니라, 그 성질이 극도로 뜨겁고 열성이 강하며 산도가 낮아서 직접 섭취할 경우 위 점막이나 간에 직접 손상을 입힌다.

그래서 선조들은 유황을 약으로 쓰기 위해 수십 번 삶고 말리는 과정을 7차례 반복하거나, 쌀뜨물과 생강물, 황토 등에 담가 독기를 빼는 고도의 '법제' 과정을 거쳤다.

현대적 의미의 법제는 단순히 독을 빼는 것에 그치지 않고, 인체가 이용할 수 없는 유해 중금속을 완전하게 제거하고 유황의 산도조정과 정제기술을 통해 사람이 경구로 안전하게 섭취할 수 있는 유황으로 전환하는 공정을 포함한다.

대표적인 방식으로는 유황을 오리에게 먹여 오리의 체내에서 독성을 중화하고 유용한 단백질 결합 유황으로 변환시키는 '유황오리사육법' 이나, 미생물을 이용한 유기화 발효법으로 장내 황세균을 이용해서 인체에 이로운 유기유황이나 다양한 유기황화합물 등으로 전환시키는 방법을 사용하고 있다.

강력한 기능성 원료로 재탄생

이렇게 법제된 유황은 세포막을 자유롭게 통과할 만큼 입자가 작아지며, 전신의 기혈 순환을 돕고 인체의 근본적인 양기를 북돋우는 강력한 '생명의 원료' 로 재탄생한다.

법제유황은 어혈, 염증, 불면증, 두통, 급성 및 만성 경풍, 풍질(風疾) 등 다양한 통증 관련 질환과 난치병을 치료하는 데 효과적인 약재로 알려져 있다. 유황의 독을 중화하는 법제유황 제조 방법은 첨단 기술을 도입해 유황 내 불순물을 제거한 고순도의 건강기능식품이나 한약으로 차별화되었다.

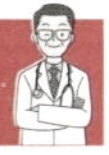

MSM(식이유황)과 법제유황, 어떻게 달라요?

현대의 건강기능식품 MSM과 전통 의학의 지혜가 담긴 법제유황은 모두 '유황' 이라는 핵심 원소를 인체에 공급한다는 공통점이 있다. 그러나 그 뿌리와 성질, 가공 방식에서 차이점도 있다.

1. MSM과 법제유황의 공통점: 유황의 생물학적 효능

두 물질의 가장 큰 공통점은 인체에 필수적인 유기 유황을 공급하여 전신 건강을 돕는다는 점이다. 어떤 형태이든 인체 내에 흡수된 유황은 다음과 같은 핵심적인 역할을 수행한다.

*** 천연 진통 및 항염 작용**

두 물질 모두 염증 유발 인자를 억제하고 통증 신호 전달을 차단하여 관절염, 근육통, 신경통 등을 완화하는 데 탁월한 효과를 보인다.

*** 신체 결합 조직의 강화**

피부, 머리카락, 손톱의 주성분인 케라틴과 관절 연골을 구성하는 콜라겐의 형성을 돕는다. 이는 조직의 탄력과 강도를 높이는 근본적인 역할을 한다.

*** 해독 및 항산화 기능**

간에서 독소를 해독하는 '글루타치온' 의 합성을 촉진하여 체내 중금속과 노폐물을 배출하고 세포의 산화 스트레스를 줄인다.

2. MSM과 법제유황의 다른 점 : 기원과 제조 공정

MSM과 법제유황은 유황을 추출하고 가공하는 방식에서 차이가 있다.

MSM → 식물성 · 해양성 기반의 증류법

MSM은 자연계의 유황 순환 과정(해양 플랑크톤 → 대기 → 비 → 식물)에서 기원한다. 상업용 MSM은 주로 옥수수나 사탕수수 등의 식물 기반 원료나 메탄올을 촉진제로 사용하여 DMSO를 만든 뒤, 이를 산화시키고 여러 차례 증류하여 불순물을 제거한다. 이 과정에서 순수한 백색의 결정체가 만들어지며, 중금속

위험이 거의 없는 깨끗한 상태가 되지만 대부분은 황 함유량이 30%이하로 낮은 편이다.

법제유황 → 광물성 기반의 포제법

법제유황은 석유정제과정에서 나오는 공업용 유황이 아닌 화산 지대 등에서 채굴한 광물성 석유황을 활용한다. 무기 유황은 그 자체로 독성이 강하므로 한방 고유의 법제 기술을 통해 독을 다스린다. 구리솥이나 황토물에 삶거나, 황세균발효액에 담가 발효시켜서 사용하는데, 이 방식은 유황 외에도 광물이나 생물에서 유래한 미량의 미네랄 성분이 포함될 수 있고 90%이상의 높은 황함유량을 가진다.

☞ 법제유황 제품 선택 시, 안전성 관리와 독성실험 등을 거친 질 좋은 고순도 유황인지 확인하는 것이 중요하다.

3. 근본적인 차이점 : 한방의학 관점

동양 의학 관점에서 두 물질은 인체에 작용하는 에너지의 성격이 다르다.

MSM → 평이하거나 시원한 성질

MSM은 독성이 제거된 순수한 유기 화합물로서, 성질이 비교적 평이하거나 약간 시원한 쪽에 가깝다. 따라서 몸에 열이 많은 사람이나 만성적인 염증성 열감을 느끼는 사람이 섭취해도 부작용이 적고 안전하다. 만성 염증을 다스리는 범용적 영양제로서의 성격이 강하다.

법제유황 → 뜨거운 양기의 성질

법제유황은 뜨거운 성질을 그대로 간직한다. 독성은 사라졌으나 특유의 뜨거운 에너지가 남아 있어, 몸이 차고 양기가 부족한 사람에게 강력한 활력을 불어넣는다. 특히 아랫배가 차거나 신장의 기운이 허약한 경우, MSM보다 더 강한 에너지를 체감할 수 있다. 다만, 몸에 열이 지나치게 많은 사람은 주의가 필요하다.

법제유황은 체력이 급격히 떨어지고 몸이 냉하여 발생하는 고질적인 양기 부족 증상을 다스리는 보양 약재의 성격이 강하다. 본인의 체질과 건강 목적에 따라 적절한 형태의 유황을 선택하는 것이 지혜로운 건강 관리의 시작이다.

출처 및 참고문헌 : 스탠리 W. 제이콥 〈MSM의 기적〉, 이시진 〈본초강목(本草綱目)〉-금석부 유황조, 김동현 외 〈한방약물학〉

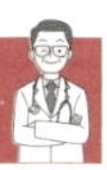

동의보감과 방약합편에 기록된 약재로서의 유황

허준의 〈동의보감〉에 의하면 유황은 성질이 매우 뜨겁고 독성이 강하며 염증, 종기, 피부병, 냉증 등에 효능이 있다고 하였다. 다만 독성이 강하므로 반드시 독성을 제거하는 법제의 과정을 거쳐야 한다고 하였으며, 이를 위해서는 솥에 유황을 넣어 고열로 녹인 후 여러 번 중화하여 분말 형태의 약재로 만들었다.

황도연의 〈방약합편〉에도 유황은 성질이 뜨거우며 옴과 피부병을 낫게 하며 양기를 강화시키는 효능이 있다고 하였다. 유황을 법제하기 위해서는 구리솥 화로에 넣어 7번 끓여 녹인 후 깨끗한 물에 7번 씻어서 말리는 '7증7포' 하여 사용했고, 참기름이나 동변(어린아이의 소변)을 넣어 중화하고 식히는 과정을 여러 번 반복하여 독성을 중화하였다. 하지만 이러한 법제 후에도 중금속 검사를 통해 유해한 중금속이 세계보건기구 권장량을 넘는 경우가 많아서 현재는 첨단 과학기술을 활용해 유해 중금속을 완전 제거한 최첨단 정제방식을 활용한 매우 안전한 법제유황을 만드는데 성공하였다.

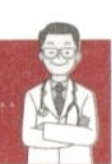

동양의학의 백과사전,
이시진의 〈본초강목〉에 나온 유황의 효능

명나라 의학자 이시진은 저서 〈본초강목〉에서 유황을 '불의 정수(火之精)' 라고 정의한 바 있다.

유황은 맛이 시고 성질이 매우 뜨거우며, 독성을 가지고 있는 약재로 분류된다. 이시진은 유황이 인체의 양기를 돋우고 차가운 기운으로 인해 발생하는 각종 고질병을 다스리는 데 탁월한 효과가 있음을 강조한다. 특히 유황은 우리 몸의 가장 깊은 곳에 있는 생명의 불꽃인 '명문(命門)' 의 에너지를 보충하여, 전신의 온도를 높이고 순환을 돕는 독보적인 기능을 수행한다.

본초강목에 나온 유황의 치유 효능

1. 하초의 양기 보충과 성기능 개선

이시진은 유황이 신장의 기운이 허해져 발생하는 성기능 저하를 치료하는 데 핵심적인 역할을 한다고 기록한다.

남성의 경우 하체가 차가워져 생기는 발기 부전이나 정력 감퇴에 유황을 사용하며, 이는 유황의 뜨거운 성질이 생식기 주변의 막힌 기혈을 뚫어주기 때문이다.

또한 여성의 경우 자궁이 차가워 생기는 불임이나 냉대하 증상을 다스리는 데 활용한다. 이는 현대 의학에서 유황이 성호르몬 합성과 생식기 혈류 개선에 관여한다는 점과 일맥상통하는 부분이다. 현재 초고령화 저출산시대에 남녀 불임증에 꼭 필요한 탁월한 불임증 약이다.

2. 만성적인 냉증성 설사와 소화기 질환 치료

유황은 소화기가 냉해서 음식이 소화되지 않고 그대로 배설되는 '냉설(泠泄)' 에 효과적이다. 장이 차가우면 연동운동이 제대로 이루어지지 않고 수분 흡수가 안 되어 만성 설사가 발생하는데, 유황의 화기가 장의 온도를 높여 기능을 정상화한다. 또한 뱃속에 딱딱한 덩어리가 잡히는 적취(積聚)를 풀어주는 효능이 있어, 오래된 소화불량이나 복부 팽만감을 해소하는 데 구체적인 처방으로 사용되었다.

3. 피부 기생충 제거와 난치성 피부병 치유

이시진은 유황이 살균 및 살충 작용이 매우 강하여 옴, 버짐, 악성 종기 등 균이나 기생충에 의한 피부병을 치료하는 데 필수적이라고 서술한다. 유황 가루를 연고 형태로 만들어 환부에 바르면 가려움증이 즉각적으로 멈추고 썩어가는 살이 회복되는 효과가 있다. 이는 유황이 피부 각질을 연화시키고 염증을 일으키는 세균의 증식을 직접적으로 억제하기 때문이다. 현대에도 법제유황은 K-뷰티제품에 꼭 첨가해야할 대표적인 피부화장품 원료이다.

4. 뼈와 근육의 통증 완화

유황은 차갑고 습한 기운이 뼈마디에 침범하여 발생하는 '풍습성' 관절염 치료에 쓰인다. 노인들이 흔히 겪는 허리와 무릎의 무력감, 시린 통증은 뼈 주변의 양기가 부족해서 생기는데, 유황은 이 부위에 온기를 불어넣어 통증을 다스린다. 근육이 위축되거나 경직되는 증상에도 유황의 유연하게 만드는 성질이 작용하여 사지의 움직임을 부드럽게 돕는다.

본초강목에서 설명하는 유황 섭취 시의 금기 사항 및 주의점

이시진은 유황의 강력한 효능만큼이나 그 위험성에 대해서도 엄격하게 경고한다. 잘못된 사용은 오히려 몸을 상하게 할 수 있으므로 다음 사항을 반드시 지켜야 한다.

1. 음허화왕(陰虛火旺) 체질의 금기

몸에 음기가 부족하여 상대적으로 허열이 위로 뜨는 사람, 즉 평소 입이 자주 마르고 가슴이 답답하며 식은땀을 흘리는 사람은 유황을 피해야 한다.

유황은 성질이 매우 뜨겁기 때문에 이런 사람이 섭취하면 몸 안의 진액을 말리고 열기를 부추겨 눈 충혈, 어지럼증, 피부 건조 등의 부작용을 초래할 수 있다. 즉, 몸에 열이 많은 사람에게는 독이 될 수 있다는 뜻이다.

2. 임산부 및 어린이의 섭취 주의

유황은 기운을 강하게 아래로 내리고 어혈을 푸는 성질이 있어 임산부에게는 매우 위험하다. 자칫 태아의 안정에 영향을 줄 수 있으므로 엄격히 금한다.

또한 정기가 아직 온전하지 않은 어린아이들의 경우 유황의 강한 자극이 오장육부의 균형을 깨뜨릴 수 있으므로 전문가의 세심한 지도 없이는 사용하지 않는 것이 원칙이다.

3. 장기간의 남용 금지

이시진은 아무리 좋은 법제유황이라 하더라도 장기간 과도하게 섭취하는 것을 경계한다. 유황의 화기가 너무 오래 지속되면 체내의 수분을 고갈시키고 간에 무리를 줄 수 있다. 반드시 증상에 맞게 적절한 기간만 사용해야 하며, 몸이 충분히 따뜻해지고 증상이 호전되면 섭취를 멈추거나 용량을 조절해야 한다. 하지만 실제로는 대부분의 부작용이 유해중금속을 완전히 제거하지 못해 생기기 때문에 순도 100%의 유황은 우리 몸의 필수 구성원소이자 인체에서 직접 만들어 낼 수 없는 원소이므로 매일 3g정도의 유황을 질병이나 체질개선 목적으로 장기간 섭취할 수 있다.

4. 법제되지 않은 생 유황의 위험성

가장 중요한 금기 사항은 광산에서 갓 캔 '생 유황' 을 절대 직접 먹지 않는 것이다. 생 유황에는 비소 등 치명적인 광물성 독소가 섞여 있어 목숨을 위협할 수 있다. 〈본초강목〉에는 쌀뜨물에 삶거나 여러 번의 정제 과정을 거친 안전한 유황만을 약으로 써야 한다고 기록되어 있다. 현대적인 관점에서도 순도가 검증되지 않은 무기 유황은 유해중금속이 대량 함유되어 있어서 섭취는 절대 금물이다. 또한 공장에서 석유를 정제해서 만든 공업용 유황은 원인 미상의 불순물인 슬러지가 함유되어 있어서 절대 섭취를 금한다.

출처 및 참조 : 이시진 〈본초강목(本草綱目)〉 제11권 금석부 · 유황조(硫黃條), 한국한의학연구원 〈전통 의학 약재 데이터베이스〉-유황의 약리와 금기, 대한한방포제학회 편저 〈한방 포제학〉-유황의 법제 공정 및 독성 제거 연구

성분과 작용

법제유황의 8대 치유 작용

1) 강력한 해독 작용
→ 체내 중금속 및 화학물질의 청소

법제유황은 현대 의학에서 '천연 해독제'로 불릴 만큼 탁월한 정화 능력을 갖추고 있다.

인체 내에는 메탈로티오네인(세포질 내의 금속 단백질)이라는 유황 아미노산이 존재하는데 이 아미노산은 강한 해독력을 가지고 있다. 특히 중금속과 결합하는 성질이 매우 강하다.

포유동물들은 약 60개의 아미노산들이 메탈로티오네인을 구성하며 여기에 시스테인이 포함되어 있다. 시스테인을 이루는 원소 중 'SH'가

중금속과 결합해 독성을 중화시키고 몸 밖으로 배출하는 역할을 한다.

유황의 핵심적인 해독 기전은 중금속과의 '킬레이트 결합' 이다. 유황 성분은 체내에 축적된 수은, 납, 카드뮴, 비소, 구리 등 유해 중금속과 만나면 강력하게 결합하여 용해되지 않는 안정적인 화합물을 형성한다. 이렇게 결합된 중금속은 더 이상 신체 조직에 해를 끼치지 못하고 소변이나 대변을 통해 체외로 배출된다.

글루타치온의 원료

유황은 간의 해독 대사에서 중추적인 역할을 담당한다. 간이 독소를 처리할 때 사용하는 가장 강력한 항산화 물질인 '글루타치온' 의 주요 원료가 바로 유황이다. 글루타치온은 글루타민과 시스테인, 글리신이 결합되어 만들어진다. 이 시스테인이 유독 물질을 정화하는 역할을 한다.

법제유황을 섭취하면 간 내 글루타치온 농도가 상승하며, 이를 통해 알코올, 환경호르몬, 식품첨가물 등 현대인이 피할 수 없는 화학 독소들을 분해하는 능력이 비약적으로 향상된다. 이는 혈액을 맑게 하고 만성 피로를 해소하는 근본적인 처방이 된다.

2) 항염 및 항암 기능
→ 만성 염증 차단과 암세포 사멸 유도

유황은 염증 유발 인자의 활성을 원천적으로 차단하는 강력한 항염증제다. 신체 내에서 염증이 발생하면 NF-kB와 같은 염증 매개 물질이 활성화되는데, 유황은 이 경로를 차단하여 사이토카인의 과도한 분비를 억제한다.

이는 류마티스 관절염이나 만성 비염 등 염증성 질환의 통증을 완화하는 데 직접적인 도움을 준다. 또한 세포와 세포막 계통을 손상시켜 각종 암을 발생시키는 유해 물질인 활성산소를 포함한 산화 스트레스를 제거하는 데 탁월한 효능을 보인다.

우리나라 사람들이 즐겨 먹는 마늘과 파에는 살균, 해독 성분이 들어 있는데, 디알릴 설파이드(Diallyl Sulfide)라는 성분은 뛰어난 살균, 해독 작용을 하는 유황 성분이다. 예로부터 유황을 피부 질환에 활용한 예가 많았는데 이는 유황이 유기물과 작용해 형성되는 펜타티온산이라는 물질이 피부 각질을 용해시켜 살균 작용을 하기 때문이다. 수술 직후 감염 위험이 높은 시기에도 MSM과 법제유황은 면역력을 회복시키고 독소를 배출해주며 염증을 제거하고 살균하는 데 도움을 준다.

암세포 증식 억제

유황은 암세포의 비정상적인 증식을 억제하고, 암세포가 스스로 죽음을 맞이하게 하는 '아포토시스(Apoptosis, 세포 사멸)'를 유도한다는 사실이 여러 현대 의학 연구를 통해 밝혀지고 있다.

암세포는 정상 세포와 달리 혐기성 대사를 하며 산성 환경을 좋아하는데, 유황의 따뜻한 성질과 산소 전달 능력은 암세포가 살기 어려운 환경을 조성한다. 또한 암세포가 주변으로 영양분을 공급받기 위해 새로 혈관을 만드는 '신생 혈관 형성'을 억제함으로써 암의 전이를 예방하는 데에도 기여한다.

체내에서 유황 아미노산인 글루타치온과 시스테인 등이 활성산소의 공격을 받아 손상된 DNA 복구에 도움을 주는데, 이 유황 아미노산은 암을 죽이는 면역 세포 중에 가장 강력한 NK세포인 대식세포와 면역 세포를 활성화하는 LAK 세포(세균이나 해로운 물질과 맞서 싸우도록 자극하는 단백질을 가해 만든 항암 세포), 종양을 죽이는 TNF 세포(종양괴사인자)의 생산을 촉진한다.

오레건 의학대학의 임상실험에서 확인한 바에 의하면 암세포를 가진 실험쥐에게 유황 채소 군을 주입시키자 암의 진전이 상당히 지연되었다.

유황 아미노산의 일종인 메티오닌도 암세포 진행을 강력하게 억제하여 항암에 중요한 역할을 한다. 메티오닌이 들어있는 대표적인 음식이 우리나라의 된장, 간장, 김치 등의 자연 발효식품이다. 특히 된장은 그중에서도 메티오닌이 가장 풍부한 식품으로 알려져 있다.

3) 피부 건강의 혁신적 개선
→ 콜라겐 결합과 문제성 피부 치료

피부 단백질인 콜라겐과 케라틴은 유황 분자가 사슬처럼 엮여 구조를 지탱할 때 비로소 탄력과 강도를 유지한다. 법제유황은 이러한 '이황화 결합(Disulfide bond)' 을 강화하여 느슨해진 피부 조직을 팽팽하게 조여주고 주름 형성을 억제한다.

유황은 콜라겐 활성화에 큰 도움을 주어 피부 건강을 회복하게 한다. 콜라겐은 인체에 가장 많이 분포하는 단백질의 일종으로 피부, 연골, 뼈 조직 등의 형성과 유지를 담당하는데, 콜라겐 분자는 3중 나선 구조로 높은 안정성을 유지하는 단백질이다. 유황 성분은 콜라겐 분자 형성에 관여하는 콜라게나아제라는 효소를 구성하는 아미노산들의 조직력과 밀도를 높여준다. 유황은 피부의 조직과 조직을 결집(S-S)시키는 접착제 역할을 한다.

이 역할은 케라틴 단백질의 주요 구성 성분인 유황 아미노산인 시스테인이 담당한다. 유황 성분은 피부 조직의 케라틴 기능을 향상시키고 해독을 도와주어 피부 정화와 해독에 도움을 주게 된다.

피부병 치료의 대명사

피부는 유황의 효능이 가장 시각적으로 잘 나타나는 부위라고 할 수 있다. 그래서 예로부터 유황은 피부병 치료제로 널리 알려졌고 피부병에 걸리면 유황 온천을 찾아 피부병을 치료하곤 하였다.

과거 왕실에서 피부병 치료를 위해 유황 온천을 찾았던 것은 유황이 피부 각질을 연화시키고 진피층까지 침투하여 염증을 뿌리 뽑는 작용을 하기 때문이며, 법제유황의 섭취는 이러한 효과를 몸속에서부터 구현한다.

유황은 강력한 유기 항균제 역할을 하여 여드름균을 사멸시키고 모낭충의 번식을 막는다. 아토피성 피부염이나 건선 환자의 경우, 유황이 피부 장벽을 재생하고 가려움증을 유발하는 독소를 중화하여 거친 피부를 부드럽게 만든다.

4) 뼈와 근육 건강 개선
→ 조직의 복구와 유연성 확보

〈신농본초경(神農本草經)〉에 의하면 '유황은 근육과 뼈를 튼튼히 하고 탈모를 방지한다.' 라는 내용이 있다.

법제유황은 뼈와 근육, 그리고 이들을 연결하는 인대와 힘줄의 핵심 구성 성분이다. 연골 조직은 '콘드로이친 황산' 이라는 물질로 이루어져 있는데, 여기서 '황' 이 바로 유황이다.

유황이 부족해지면 연골이 탄력을 잃고 얇아지며 뼈와 뼈가 부딪히는 골관절염이 발생한다. 법제유황을 충분히 보충하면 연골 세포의 파괴가 억제되고 관절을 보호하는 활액의 점도가 유지되어 관절의 가동 범위가 넓어진다.

근육과 뼈 건강에 필수

근육 건강에도 지대한 영향을 미친다. 운동이나 육체노동 후 근육에 쌓이는 젖산 등의 피로 물질을 빠르게 분해하고, 미세하게 손상된 근육 섬유를 재건하는 데 필수적인 아미노산을 공급한다. 이는 근육의 경련이나 쥐가 나는 현상을 방지하며, 뼈의 밀도를 높여주는 무기질 대사에도 관여하여 골다공증 예방에 도움을 준다.

특히 노년층의 근감소증과 관절 퇴행을 막는 데 있어 법제유황은 선택이 아닌 필수적인 영양 공급원으로 평가받는다.

유황을 먹여 키우는 유황 오리를 살펴보면 유황을 6개월 이상 먹인 오리는 유황을 먹이지 않은 보통 오리에 비해 뼈가 훨씬 단단한 것으로 알려져 있다.

5) 콜레스테롤 분해 및 혈행 개선
→ 혈관의 노폐물 제거

유황은 콜레스테롤과 과산화 지질을 분해시키는 기능을 한다.

혈관은 우리 몸의 고속도로와 같으며, 법제유황은 이 도로 위의 기름때를 씻어내는 세척제 역할을 한다. 유황은 혈액 속에 과도하게 떠다니는 중성지방과 저밀도 콜레스테롤(LDL)을 분해하여 혈관 벽에 달라붙지 않게 돕는다. 혈관 내벽에 이미 형성된 죽상반(플라크)의 염증 반응을 낮추어 혈관의 탄력성을 회복시키고 통로를 넓혀주는 역할을 수행한다.

미국 펜실베니아 대학 연구팀의 논문 〈마늘의 유황 성분(알리설퍼화합물)의 콜레스테롤 합성 억제〉에 의하면 마늘에서 추출한 유황 성분을 실험 쥐의 간세포에 공급한 결과 이를 공급하지 않았을 때보다 콜레스테롤 합성량이 40~60% 감소하였다.

콜레스테롤 억제

또한 인제대학교 식품과학부 송영선 교수의 논문 〈김치가 혈압과 혈전 용해에 미치는 영향〉에 의하면 김치 속 마늘 성분이 혈전증에 탁월한 효과를 발휘한다고 하면서, 6주 동안 김치를 섭취한 흰쥐의 혈장에서 혈전 용해 능력이 증가했다고 밝혔다.

이러한 기전을 통해 유황은 고혈압이나 동맥경화 예방에 탁월한 효능을 발휘한다. 혈액이 맑아지고 순환이 원활해지면 전신 세포에 산소 공급이 급격히 증가한다.

이는 뇌로 가는 혈류를 개선하여 치매 예방과 기억력 증진에 도움을 줄 뿐만 아니라, 말초 신경까지 온기를 전달하여 수족냉증과 같은 만성적인 순환 장애를 해결하는 데 기여한다.

한방에서 유황을 '혈을 맑게 하여 빛을 낸다' 는 뜻의 명휘(明輝) 약재로 부르는 이유가 여기에 있다.

6) 성기능 활성화

→ 원천적인 양기 보충과 생식 능력 강화

한방 의학적 관점에서 법제유황은 인체의 근본 에너지인 '신양(腎陽, 신장의 양기)'을 돋우는 최고의 보양제다. 유황은 불의 기운을 담고 있는 광물로, 아랫배와 하초가 차가워져 발생하는 성기능 저하를 다스리는 데 탁월하다.

남성의 경우 성기로 가는 혈류량을 증대시키고 남성 호르몬인 테스토스테론의 분비를 자극하여 정력과 발기력을 강화하는 데 도움을 준다.

유황이 강장 약제로 알려져 있는 이유는 유황이 세포 속 미토콘트리아를 활성화시키는 작용을 하기 때문이다. 남성의 정자에 있는 섬유초에는 미토콘드리아가 나선 형태로 감겨 있는데, 이 섬유초의 미토콘드리아가 손상을 입으면 정자 기형과 활력 저하가 유발된다. 유황은 손상된 정자 세포를 치료해 활동력을 증진시킨다.

여성에게도 유황의 효능은 지대하다. 자궁과 난소 주위의 혈행을 개선하여 하복부를 따뜻하게 데워줌으로써 생리 불순, 생리통, 냉 대하 등의 부인과 질환을 개선한다.

유황은 정자와 난자의 세포막 건강에 관여하여 생식 세포의 활성도를 높임으로써 난임 예방에도 긍정적인 역할을 한다. 동양의학의 고전에서는 유황을 '양기를 보하여 남녀의 성적 쇠약을 다스리는 영약' 으로 평가하며, 이는 현대 의학의 호르몬 조절 및 혈류 개선 이론과 맥락을 같이 한다.

7) 인슐린 분비 조절
→ 당뇨 관리의 핵심 보조제

당뇨병은 인슐린의 분비량이 부족하거나, 인슐린이 제 역할을 하지 못하는 '인슐린 저항성' 때문에 발생한다.

유황은 인슐린 호르몬의 구조를 결정짓는 핵심 성분이다. 인슐린 분자는 두 개의 단백질 체인이 유황 원자 두 개로 연결된 '이황화 결합' 을 통해야만 비로소 활성화된다.

즉, 체내에 유황이 부족하면 췌장에서 인슐린을 만들어도 그 구조가 불완전하여 혈당을 조절하는 능력이 급격히 떨어진다. 인슐린 호르몬은 유황 성분 없이는 합성될 수 없으며, 유황 원소는 인슐린 호르몬을 생성할 때 성분을 이어주는 접착제 역할을 한다.

현재 당뇨병 치료제로 톨부타미드5(Tolbutamide5)가 대표적으로 사용되고 있는데 이것이 바로 유황 화합물이다.

혈당 낮추는 데 효과적

법제유황을 섭취하면 췌장의 베타 세포를 보호하고 인슐린의 구조적 안정을 도와 혈당 수치를 낮추는 데 기여한다. 또한 세포막의 투과성을 높여 인슐린이 혈액 속의 포도당을 세포 안으로 밀어 넣는 과정을 더욱 원활하게 만든다. 이는 인슐린 저항성을 개선하여 제2형 당뇨병의 근본적인 원인을 해결하는 데 도움을 준다.

당뇨로 인한 합병증인 괴저나 망막 질환 역시 미세 혈관의 염증 문제이므로, 유황의 항염 및 혈행 개선 효과는 당뇨병 환자의 전반적인 건강 관리에 강력한 지원군이 된다. 이처럼 유황은 몸속 인슐린 호르몬 기능 활성화를 가져와 당뇨병을 예방하고 다스리는 데 큰 도움을 준다.

8) 이뇨 및 장 기능 개선
→ 배설의 정상화와 장내 환경 정화

법제유황의 따뜻한 성질은 소화기 계통의 기능을 활성화하여 배설의 흐름을 정상화한다.

장은 체온이 1도만 낮아져도 활동성이 급격히 떨어지는데, 유황은 장의 온도를 높여 연동 운동을 촉진한다. 이는 대변이 장에 머무르는 시간을 줄여 변비를 해소하고, 대장 내 부패한 가스와 독소가 혈액으로 재흡수 되는 것을 막아준다.

이뇨 작용 또한 법제유황의 주요 기능이다.

유황은 신장 여과 기능을 도와 체내 불필요한 수분 정체(부종)를 제거하고, 방광의 소염 작용을 통해 빈뇨나 잔뇨감 등의 증상을 완화한다.

노폐물 배출을 돕는 역할

노폐물을 배출하는 대표적인 이뇨제로 유황 아미노산인 하이드로클로로티아지드4 (Hydrochlorothiazide4 : 대표적인 이뇨제)가 쓰이고 있는 것도 바로 이런 까닭이다. 장과 신장이 동시에 정화되면 전신의 면역력이 강화되는데, 이는 인체 면역 세포의 대부분이 장에 존재하기 때문이다.

법제유황은 장내 유익한 황세균의 먹이가 되는 황 성분을 공급하여 장내 생태계를 건강하게 조성하고, 이를 통해 인체에 유익한 유기 황 화합물을 만들어 전신 건강의 기초가 되는 배설과 해독의 순환 고리를 완성한다.

9) 자양강장제

타우린은 대표적인 황단백질로서 세포 내 에너지 생성과 미토콘드리아 기능을 안정화해 피로회복에 기여한다. 담즙산 배설을 촉진해 간 내 피로물질 제거에 도움을 준다. 또한 혈압안정과 심장 기능 유지에 관여하고, 신경계 흥분을 억제하는데 도움을 준다. 글루타치온도 대표적인 황단백질인데 타우린도 달리 간해독을 보조하고 항산화작용이 강하며 에너지 대사를 보조하며 숙취나 만성피로 등을 완화한다. 직접 타우린이나 글루타치온을 먹는 것 보다는 법제유황과 같이 비타민$B_{6, 9, 12}$가 풍부한 채소나 과일 등을 같이 섭취하여 인체내에서 자동적으로 합성되도록 해야 피로회복이나 장양강장에 가장 좋은 효과가 나타난다.

국내 특허받은 법제유황 제품의 첨가 예

*** 황산나트륨 : 해독, 염증 · 면역, 대사 · 체온, 피부 · 모발, 장 건강**

말토덱스트린 : 배변 활동 원활, 식후 혈당 상승 억제, 혈중 중성지질 개선

결정셀룰로스 : 소화에 도움, 식이섬유의 중요한 원천 (재생 가능한 자원에서 추출)

버드나무껍질추출혼합분말

- 버드나무추출물 : 각질 관리 효과, 피부 보습 효과, 노화 방지 효과, 통증 완화에 도움, 피부 트러블 예방

- 우슬 : 뼈와 관절 염증 완화 및 통증 경감, 혈액 순환 개선, 이뇨 작용 및 부종 완화, 여성 건강에 이점(월경 불순 완화, 어혈 제거), 간 건강 보호 및 콜레스테롤 감소, 항암 및 항산화 효과, 근육 및 뼈 강화

- 병풀잎 : 상처 치유, 세포 재생, 항염, 콜라겐 합성 및 분해 억제

- 보스웰리아 : 관절염증 완화, 관절 통증 완화, 연골 보호 및 관절 구조 유지, 관절 부종 완화 및 혈액 순환 개선

- 강황 : 항염 작용, 항산화 효과, 간 건강 도움, 소화 기능 개선

스마그(스테아린산마그네슘) : 분말들이 뭉치지 않고 잘 움직이게 도와주는 물질

- 규소 : 혈액 정화, 혈관 강화, 면역력의 증강, 다이어트 효과, 활성산소의 제거, 숙취의 해소, 탈모의 예방과 육모의 촉진, 만성 피로 개선, 자율신경의 조절, 골다공증의 개선, 알레르기 완화, 소염 진통, 치주염 완화, 피부 노화 개선,

원적외선의 방출, 음이온의 방출, 안정적인 영양 공급, 나트륨 농도의 저감

하이드록시프로필셀룰로스 : 점도 증가, 피막 형성, 유화 안정제 · 점도 제어

유단백 : 뼈 건강, 골절 방지, 뼈 재생, 칼슘 흡수 촉진

어골칼슘 : 뼈 건강

녹색입홍합분말 : 염증 완화, 관절 통증 · 근육 뭉침 완화, 면역력 강화

〈법제유황의 안전성 관리〉

국내 특허 기술을 활용해 중금속과 불순물이 제거된 고순도의 유황을 안전하게 섭취할 수 있게 되었으며, WHO 경구복용기준(ppb)에 맞는 법제유황으로 국가인증독성 실험 결과 모두 안전성 기준을 통과하였다.

1. 국내 특허받은 법제유황 제품의 성분 분석 및 시험성적서

SEL	시험성적서	친환경시험원(주)
		경기도 화성시 동탄첨단산업1로 63 12
		동탄비즈타워 1008호
		Tel. 1644-5955 Fax. 031-8055-7449
		E-mail: master@sel.re.kr Homepage: www.sel.re.kr

성적서번호	: RK-O-210629-3-307	Page : 2/2
시료명	: 실험균 (10,000G)	

분석결과[1]

분석항목	단위	분석결과[2]
C	%	0.031 0
O	%	0.077 5
Na	%	0.000 5
Al	%	0.000 3
Si	%	0.000 7
S	%	99.900 0
Zn	%	0.001 4

NOTE : 1) 이 시험 결과는 KS Q ISO/IEC 17025와 KOLAS 인정분야와 관련 없는 시험 결과입니다.
2) 분석기기 : WD-XRF (ZSX Primus II, Rigaku)

분석항목	단위 (ppb)	검출 한계	타사 석유황포제	본사 법제 유황	WHO경구 복용 수가준
비소(As)	ug/kg	5.0	불검출	불검출	10
카드뮴(Cd)	ug/kg	5.0	불검출	불검출	5
크로뮴(Cr)	ug/kg	5.0	335.3	불검출	50
구리(Cu)	ug/kg	5.0	2737.2	불검출	2000
철(Fe)	ug/kg	5.0	324.2	50.4	300
납(Pb)	ug/kg	5.0	19666.1	불검출	10

2. 법제유황(금액단) 관련 보유 특허 목록

분류	특허 분류	발명(대상)의 명칭	등록 년도	등록번호
법제유황 특허 등록	특허1	소수성 물질의 수용액 분산성을 향상시킨 코팅 방법(유황의 수용성)	2018	10-1542138
	특허2	퇴행성 뇌질환을 예방, 개선 또는 치료하는 유황의 법제 방법 및 상기 방법으로 법제된 유황	2016	10-1642113
	특허3	독성이 제거된 유황약침의 제조방법 및 상기 방법으로 제조된 유황약침	2017	10-1784497
	특허4	유황의 중금속 흡착 방법	2023	10-2510577

3. 독성 실험 결과

분류	독성 시험	독성시험	연도
법제유황 독성 시험	1	법제유황의 경구단회 독성시험	2015
	2	법제유황의 피부독성시험	2022
	3	액상금액단의 단회 경피투여 독성시험	2023

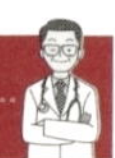

유황 효능을 두 배로 키우는 한방 약재와 영양소

유황은 그 자체로 강력한 '양기(陽氣)의 불꽃' 이다. 이 불꽃이 꺼지지 않고 전신에 고루 퍼지도록 돕는 약재들과 함께 할 때 더욱 효과적일 수 있다. 단, 개개인의 체질과 건강 상태가 다르므로 전문가와 상담 후 섭취할 것을 권장한다.

인삼

유황이 세포의 화력을 높이는 연료라면 인삼은 그 화력을 뒷받침하는 근본적인 기(氣)를 보충한다. 특히 기력이 바닥난 고령자의 경우 유황이 가진 화기가 제대로 발휘되도록 인삼이 엔진 역할을 수행한다.

생강

유황의 뜨거운 성질을 말단 신경까지 실어 나르는 '운송업자' 역할을 한다. 생강 특유의 성분이 위장을 따뜻하게 데워 유황의 흡수율을 높이고 소화기 자극을 중화한다.

당귀

유황이 통증의 원인인 어혈을 자극할 때 당귀는 깨끗한 혈액을 생성하여 그 자리를 채우는 역할을 할 수 있다. 기(氣)의 유황과 혈(血)의 당귀가 만나 시너지 효과를 낼 수 있다.

감초

유황의 강한 기운을 부드럽게 감싸안아 전신에 고루 분산시킨다. 여러 약재의 성질을 조화롭게 묶어주며, 유황이 가진 해독 기능을 보조한다.

단삼

유황이 혈액을 타고 혈관구석으로 잘 순환하도록 혈액순환을 개선하고 혈관 벽을 보호한다. 간섬유화증을 예방하고 신장과 심장을 보호하며 유황의 열기 운을 중화하는 역할을 하는 장수 한약재이다.

유황과 찰떡궁합인 영양소

유황의 대사를 돕는 영양학적 파트너들은 다음과 같다.

비타민C

유황은 콜라겐 단백질의 이황화 결합을 만드는 핵심 재료다. 이때 비타민C는 이 결합을 성사시키는 촉매제다. 고추, 브로콜리, 키위 등 비타민C가 풍부한 음식을 섭취하면 유황의 연골 재생 효과를 도울 수 있다.

해조류의 미네랄

유황이 체내에서 효소 작용을 원활히 하려면 마그네슘과 칼슘 같은 미네랄이 필요하다. 미역, 다시마, 톳 등의 해조류는 유황의 대사를 돕고 체액을 알칼리성으로 유지하여 염증 억제를 돕는다.

미온수

유황은 수분이 부족하면 제대로 운반되지 않는다. 찬물보다는 체온과 비슷한 따뜻한 물을 하루 2리터 이상 조금씩 자주 마셔주는 것이 유황 섭취시의 기본 원칙이다.

■ 유황 섭취 시 피해야 할 음식

- 찬 음식(빙과류, 냉면 등) : 유황의 온기를 즉각적으로 식혀버린다.

- 설탕과 조미료가 많은 가공식품 : 유황이 억제하려는 체내 염증을 다시 촉발한다.

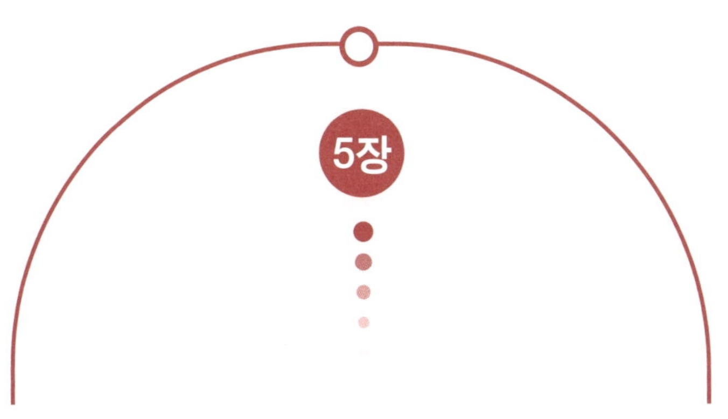

5장

건강을
되찾은 사람들

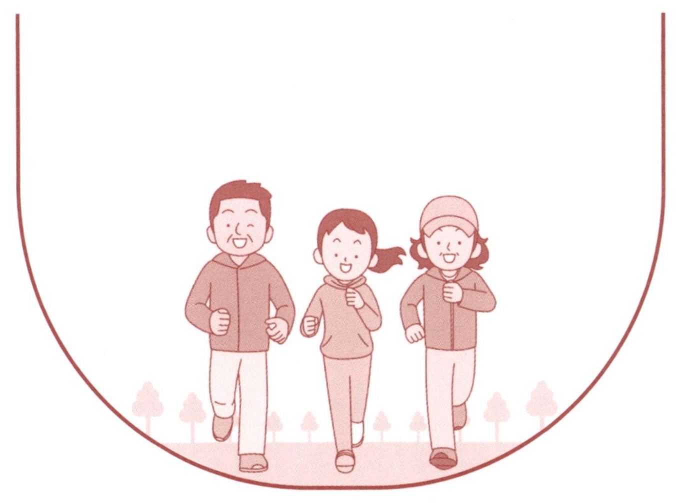

턱관절 통증이 줄어드니까
이제야 살맛이 나요

32세, 남성, 직장인

♦ ♦ ♦

점심시간에 동료들과 밥 먹는 게 제게는 고역이었어요. 입을 벌릴 때마다 '딱딱' 소리가 나고, 심할 때는 턱이 빠질 것 같은 공포감까지 들었거든요. 질긴 고기는커녕 깍두기 하나 씹는 것도 턱이 너무 아파서 늘 부드러운 음식만 찾아다녔죠.

병원에서 턱관절 증후군 진단을 받고 약도 먹고 물리치료도 꾸준히 받았어요. 그런데 좀 나아지는가 싶다가도 업무 스트레스를 받거나 조금만 피곤하면 금방 도루묵이 되더라고요.

다양한 방법을 찾던 중 법제유황을 알게 되었고, 관절 연골 강화에 좋다는 말에 8개월 넘게 정말 꾸준히 섭취했어요. 유황만 먹은 건 아니에요. 의식적으로 턱에 힘을 빼는 습관을 들이고, 평소 턱에 무리를 주는 오징어나 껌 같은 질긴 음식은 딱 끊었어요. 대신 단백질 흡수를 돕는 두부나 생선 위주의 식단을 챙겼죠.

섭취 한 달 차쯤에는 오히려 턱 주변이 더 뻐근하고 묵직한 느낌이 들어서 '나한테 안 맞나?' 싶었는데, 이게 독소가 빠지고 혈류가 개선되는 호전반응이라는 설명을 믿고 계속 먹었거든요.

그랬더니 정말 신기하게 수개월 후부터 턱에서 나던 소리가 사라지고 통증이 완화되는 것이 느껴졌어요. 최근 치과 정기검진을 갔더니 선생님께서 턱관절 사이의 간격이 안정되고 주변 염증 소견이 거의 사라졌다며, 예후가 아주 좋다고 칭찬해 주시더라고요. 이제는 고기 회식도 당당하게 갑니다.

밤새 괴롭히던 팔 저림이
사라지고 꿀잠을 자요

51세, 여성, 주부

◆ ◆ ◆

밤만 되면 팔부터 손가락 끝까지 전기가 오는 것처럼 저릿저릿하고 시큰거려서 잠을 통 못 잤어요. 아침에 일어나면 손이 퉁퉁 부어 주먹 쥐기도 힘들었죠. 너무 걱정돼서 큰 병원 가서 검사도 다 해봤는데, 정작 결과는 '이상 없음'이라며 진통제만 주더라고요. 그게 더 답답했어요. 원인 모를 통증에 우울증까지 올 지경이었죠.

지푸라기 잡는 심정으로 법제유황을 챙겨 먹기 시작하면서, 체내 항산화와 순환에 좋다는 베리류 과일과 오메가-3가 풍부한 등푸른 생선을 식단에 추가했어요. 그리고 매일 아침저녁으로 따뜻한 물에 소금을 풀어 족욕을 하고 손목 마사지를 병행했죠. 섭취 초기에는 피부가 약간 가렵고 몸에 열감이 올라오는 증상도 있었지만 물을 많이 마시며 견뎠더니 일주일 뒤에 말끔히 사라졌어요.

그렇게 1년 정도 지났을 때 밤에 저려서 깨는 일 없이 아침까지 푹 자는 날이 점점 느는 걸 느꼈어요. 병원에서도 신경 전도 검사 수치가 훨씬 부드러워졌다며 혈행 개선이 눈에 띄게 좋아졌다는 소견을 주셨고요. 예전엔 아침마다 부은 손을 보며 한숨 쉬었는데, 요즘은 손가락 마디마디가 가뿐해서 아침이 정말 행복합니다.

손목 통증이 사라져
다시 마우스를 잡을 수 있게 됐어요

33세, 여성, 웹디자이너

◆ ◆ ◆

디자이너에게 손목은 생명인데, 마우스만 잡으면 손목과 손등이 타는 것처럼 아파서 일을 할 수가 없었어요. 병원 검사 결과 손목 관절 쪽에 작은 양성 종양이 발견됐죠. 스테로이드 주사도 맞고 비침습적 제거 치료도 받았지만, 작업량만 좀 늘어나면 어김없이 통증이 도졌어요. 젊은 나이에 일을 더 이상 못하게 되나 싶어 눈앞이 캄캄했죠.

재활하는 심정으로 법제유황을 섭취하기 시작하면서, 콜라겐 합성을 돕는 비타민C와 아연이 풍부한 굴, 견과류를 매일 챙겨 먹었어요. 마우스도 버티컬 마우스로 바꾸고 50분 일하면 무조건 10분은 손목 스트레칭을 했죠. 어쩔 수 없이 일을 조금 줄이면서 수입이 줄어들어 불안했지만 회복을 위해서는 과로, 특히 손목을 많이 쓰는 컴퓨터 작업을 많이 하는 게 금물이었어요.

　그렇게 치료와 회복에 전념한 후 얼마 전 정기 추적 검사를 갔더니 의사 선생님께서 손목낭종(양성종양)의 크기가 육안으로 확인하기 어려울 만큼 작아졌고, 주변 인대 조직이 매우 튼튼해졌다고 하셨어요. 예후가 좋아 수술은 고려하지 않아도 된다는 말씀에 얼마나 기뻤는지 몰라요. 꾸준히 법제유황을 섭취하면서 2년이 지난 지금은 통증 걱정 없이 다시 즐겁게 일을 할 수 있게 되었습니다. 물론 과로는 지금도 주의해야 하기에 운동과 식이요법을 병행하고 있어요.

걷기조차 힘들던 척추관협착증,
다시 산책을 즐겨요

75세, 남성, 은퇴

◆ ◆ ◆

허리부터 엉덩이, 다리까지 내려오는 통증 때문에 10분도 채 못 걷고 길가에 주저앉기 일쑤였어요. 병원에선 척추관협착증이라는데 제 나이에 수술은 겁이 나서 못 하겠더라고요. 그저 약 먹고 물리치료 받는 게 전부였죠. 그러다 보니 근육은 더 빠지고 통증은 심해지는 악순환이었어요.

딸아이가 사다 준 법제유황을 매일 챙겨 먹으며, 뼈 건강을 위해 사골국과 칼슘이 풍부한 미역, 멸치를 열심히 먹었어요. 원래 평소에도 몸이 냉한 편이었기 때문에 몸에 따뜻한 기온을 보하는 게 도움 될 거라고 하더군요. 그리고 집안에서부터 조금씩 걷는 운동부터 다시 시작했죠. 법제유황을 먹고 보름쯤 지났을 때 온몸이 나른하고 잠이 쏟아지는 호전반응이 있었는데 그 시기를 지나니 다리의 불편함이 조금 덜해지는 게 느껴졌어요. 그때까지는 기분 때문에 그런 줄 알고 건강식품의 효능에 대해서는 크게 기대하지 않았습니다.

그런데 1년 넘게 관리하고 병원에 갔더니 MRI 상으로 신경을 누르던 염증 반응이 몰라보게 줄어들었다는 소견을 받았어요. 선생님도 이 연세에 관리 잘하셨다며 칭찬을 해주시더라고요. 지금은 하루 30분 산책은 거뜬하고, 친구들과 가벼운 등산도 계획하고 있습니다. 노년엔 역시 좋은 영양소와 꾸준한 노력이 정답입니다.

앉아 있기도 힘들던 허리 통증,
이제는 운전대 잡는 게 즐거워요

58세, 남성, 운송직

◆ ◆ ◆

직업상 장시간 운전이 일상인데, 어느 날부터 허리가 끊어질 듯 아파서 차에서 내릴 때마다 곡소리가 났어요. 병원에선 만성 요통과 디스크 진단을 내렸고, 일을 쉬라고 하더라고요. 하지만 가장이 그럴 순 없었죠. 물리치료를 받아도 차에만 앉으면 다시 아파지니 정말 미칠 노릇이었어요.

동료의 권유로 법제유황을 먹기 시작하면서 허리 염증을 줄이는 데 좋다는 생강차와 항염 효과가 큰 강황 가루를 식단에 넣었어요. 운전 중에도 틈틈이 스트레칭을 하고, 허리 보호를 위한 코어 강화 운동을 집에서 매일 밤 했죠. 처음에는 효과가 별로 체감되지 않았는데 꾸준히 섭취하며 1년이 지나니 허리 깊은 곳의 묵직한 통증이 전보다 가벼워졌어요.

최근 병원에서 근육 초음파와 엑스레이를 찍었는데, 허리를 지탱하는 심부 근육이 좋아지고 디스크 안정성이 회복되었다는 소견을 들었어요. 그 후 운동을 꾸준히 하고 법제유황 섭취를 지속했습니다. 다시 몇 개월이 지난 지금은 현장으로 복귀해서 장거리 운전도 거뜬히 소화하고 있습니다.

다리까지 저릿하던 좌골 신경통,
 이젠 가뿐해요.

52세, 여성, 교사

◆◆◆

언제부턴가 늘 허리가 아파 수업 시간에 서 있는 게 지옥 같았어요. 허리부터 발끝까지 전기가 통하는 것처럼 저릿저릿한 좌골 신경통 때문이었죠. 주사 치료도 받고 물리치료실도 문턱이 닳도록 드나들었지만 그때뿐이었어요. 만성 통증이 되니까 수업 집중도 안 되고 삶의 의욕까지 떨어지더라고요. 게다가 갱년기도 겹치니 매사에 짜증이 나고 우울감도 왔어요.

동료 교사 권유로 지푸라기 잡는 심정으로 법제유황을 섭취하기 시작했어요. 그리고 신경 비타민이라 불리는 비타민B가 풍부한 통곡물과 마그네슘이 많은 견과류를 챙겨 먹었어요. 요가와 스트레칭으로 틀어진 골반을 바로잡는 노력도 병행했죠. 섭취 후 1달까지는 솔직히 크게 효과가 있나 싶어서 의심이 되었지만 다른 방법이 없었기 때문에 섭취를 꾸준히 해보자고 마음먹었어요.

그런데 몇 개월 지나면서 서 있을 때와 앉아 있을 때 통증이 전보다 완화된 느낌이 들었어요. 다시 병원을 찾아 검사를 받아봤는데 다리 들어 올리기 검사(SLR test) 결과가 거의 정상 범주 근처로 돌아왔다며, 신경 압박 증세가 전보다 호전되었다는 소견을 들었어요. 예후가 좋아 약은 점차 감량해 보자는 얘기를 들었을 때 오랜만에 너무 기쁘고 뿌듯했어요. 요즘은 학생들 앞에서 서서 수업하는 시간이 다시 즐거워졌고 짜증과 우울감도 훨씬 줄어들었습니다.

꼬리뼈 통증 때문에
방석 없인 못 살았는데 이젠 괜찮아요

72세, 여성, 주부

◆ ◆ ◆

몇 년 전 겨울철 빙판길에 엉덩방아를 찧은 뒤로 꼬리뼈 통증이 수년째 저를 괴롭혔어요. 딱딱한 의자에는 앉지도 못하고, 앉았다 일어날 때마다 비명이 절로 나왔어요. 심지어 화장실 가서 배변할 때도 통증이 오니 일상생활이 너무 힘들었어요. 병원 가서 주사도 맞고 찜질도 계속했지만 호전이 너무 더뎠어요.

며느리 권유로 법제유황을 먹기 시작하며, 장 건강을 위해 식이섬유가 풍부한 채소를 많이 먹고 골반저근 강화 운동을 매일 했어요. 유황 섭취 후 피부에 뾰루지가 좀 올라오는 일시적인 증상이 있었는데 독소가 배출되는 과정이라 하더군요. 얼마 후엔 증상이 사라지면서 어느덧 영양제 섭취를 습관적으로 하게 되었어요.

그렇게 1년 반쯤 지나면서 꼬리뼈 아픈 게 조금 덜해지기 시작했어요. 신기하게 어느 날부턴가는 방석 없이도 편하게 의자에 앉아 있는 제 모습을 발견했어요.

병원에서도 꼬리뼈 주변 연부 조직의 염증이 호전되었고 골반 주변 신경들이 더 이상 악화되지 않았다고 했어요. 나이가 들어도 좋은 영양소 섭취와 생활 습관이 만나니 몸이 다시 살아날 수 있다는 걸 체감했습니다.

하이힐 때문에 망가진
발가락과 무릎을 되찾는 길

43세, 여성, 영업직

♦ ♦ ♦

바깥 활동이 많고 많이 돌아다녀야 되는 일을 하느라 하이힐을 신고 종일 걷거나 이동하는 날이 많았어요. 젊었을 때는 힐을 신고 뛰어다니기도 했지만 나이가 들면서는 점점 엄지발가락 뼈가 튀어나오고 통증이 심해졌어요. 무지외반증이었죠. 그러면서 걸음걸이가 틀어지니 무릎 연골까지 상해서 계단 오를 때마다 시큰거렸어요. 신발도 바꾸고 치료도 받았지만 이미 상한 무릎은 쉽게 좋아지지 않았죠.

법제유황이 관절과 연골 재생에 좋다는 소리에 꾸준히 섭취를 시작하면서, 연골 건강에 도움 된다는 다른 영양제도 병행해서 섭취했어요. 칼슘과 해조류도 자주 먹었어요. 신발도 힐이 아닌 편한 신발로 바꿨어요. 퇴근 후엔 찜질과 족욕을 하고 근력 운동도 시작했어요.

　최근 병원에서 관절 초음파를 찍었는데 무릎 연골의 두께가 안정적으로 유지되고 있고 염증 수치도 정상이라는 결과를 받았어요. 의사 선생님께서도 예후가 매우 고무적이라며 지금처럼 관리하라고 격려해 주셨어요. 이제는 편한 신발을 신고도 당당하게 영업하러 다닙니다.

발걸음 내딛기가 무서웠던 족저근막염,
아침 첫 발이 가벼워요

55세, 남성, 직장인

아침에 일어나 첫발을 내디딜 때 그 찌릿한 통증, 족저근막염 앓아본 분들은 아실 겁니다. 마치 날카로운 칼 위를 걷는 기분이죠. 병원도 여러 곳 다녀봤지만 별수가 없더라고요. 출퇴근길 지하철에 서 있는 시간 자체가 고통이었어요.

마지막이라는 생각으로 아내가 권유한 법제유황을 먹기 시작했습니다. 칼슘 보충제와 함께 수분 섭취를 늘리면서 전해질이 풍부한 과일을 챙겨 먹었어요. 매일 아침 저녁으로 골프공을 발바닥으로 굴리며 근막을 풀어줬고요. 섭취 초기에는 발바닥이 더 화끈거리고 붓는 것 같기도 하고 유황이 무슨 효과가 있겠느냐 싶어 별로 기대가 없었어요.

　거의 1년 가까이 지나 병원에서 초음파 검사를 다시 했더니 두껍게 부어있던 근막의 두께가 전보다 얇아져 거의 정상 수준으로 되어가고 있고 염증이 많이 줄었다는 소견을 받았어요. 어쩐지 요즘 들어 걸을 때의 통증이 전보다 훨씬 덜해졌다는 느낌이 들었는데 실제로 예후가 괜찮다는 소견을 들으니 비로소 마음이 놓였습니다. 요즘은 아침마다 침대에서 내려올 때 발바닥이 가뿐합니다.

무릎관절염에
좋다는 건 다 해봤어요

75세, 여성, 은퇴

◆ ◆ ◆

나이가 드니 무릎 아픈 건 당연한 거라 생각하고 살았어요. 계단 오르내릴 때마다 욱신거리고, 바닥에 앉았다 일어날 땐 벽을 짚어야 했죠. 좋다는 영양제는 다 먹어봤지만 크게 달라지는 건 없었어요.

그러다 법제유황을 알게 되었고, 이번엔 다르겠지 하는 마음으로 하루도 안 거르고 챙겨 먹었습니다. 뼈를 튼튼하게 해주는 들깨가루와 멸치를 매일 먹고, 집안에서 실내 자전거를 천천히 타며 다리 근력을 키웠어요. 무릎 아프다고 가만히 있는 것보다는 살살 움직이고 활동을 하는 것이 근력 유지에 좋다고 하더군요. 그렇게 1년 넘게 관리했습니다.

최근 병원에서 검사를 해보니 무릎 관절 상태가 나아지고 연골 주변

조직이 더 이상 악화되지 않고 개선되었다는 소견을 받았어요. 그 후 밖
에서 산책하는 시간도 조금씩 늘리면서 활동량이 느니 호전되는 게 더
욱 느껴졌어요. 예전엔 외출하는 게 일이었는데, 이제는 동네 한 바퀴 도
는 게 매일의 큰 즐거움입니다.

무릎 통증이 줄어드니
다시 달릴 용기가 생겼어요

29세, 남성, 직장인

◆ ◆ ◆

군대에서 무릎을 좀 무리하게 쓴 뒤로 제 무릎은 늘 '흐림' 이었어요. 특히 슬개골 쪽이 송곳으로 찌르는 듯 아파서 좋아하던 달리기는커녕 계단 내려가는 것도 겁이 났죠. 병원에서 주사도 맞고 진통제도 먹어봤지만 그때뿐이고 조금만 무리하면 금방 도루묵이 되더라고요. 아직 20대인데 벌써 무릎이 이래서 어쩌나 싶어 정말 우울했습니다. 솔직히 젊다는 핑계로 영양제는 커녕 건강 관리를 잘 안 하고 술과 자극적인 음식도 즐겼거든요.

이대로는 안 되겠다 싶어 식단부터 싹 바꿨어요. 자극적인 배달 음식 대신 연골에 좋은 단백질과 채소 위주로 먹으면서 통증에 효과적이라는 법제유황 섭취를 시작했죠. 처음 보름 정도는 무릎이 평소보다 더 붓고 열감이 느껴지는 증상이 와서 걱정했는데 이게 염증이 빠져나가는 과정이라는 말에 물을 많이 마시며 견뎠어요. 그 시기가 지나니 신기하게 무릎이 가벼워지더라고요.

2년 가까이 법제유황을 꾸준히 먹으면서 허벅지 근력 운동과 물리치료를 병행했더니, 이제는 일주일에 두 번 가벼운 러닝도 할 수 있게 됐어요. 얼마 전 병원 검진에서 무릎 주변 조직의 인대 강도가 예전보다 훨씬 단단해졌다는 소견을 들었을 때 정말 짜릿했습니다. 완치라고 하기엔 조심스럽지만, 통증 횟수가 눈에 띄게 줄어든 것만으로도 새 삶을 얻은 기분이에요.

골절 후유증,
유황 덕분에 회복 속도가 붙었어요

46세, 남성, 직장인

◆ ◆ ◆

교통사고로 갈비뼈 3개가 부러졌을 때 그 고통은 겪어본 사람만 알 거예요. 숨만 쉬어도 아프고 웃거나 기침하는 건 상상도 못 하죠. 갈비뼈는 깁스도 못 하니까 그냥 복대 차고 가만히 있는 게 치료의 전부라는데, 주변 인대랑 근육까지 손상돼서 회복이 정말 더뎠어요. 한 달이 지나도 뼈근한 통증이 가시질 않아 일상 복귀가 막막했죠.

그때 이후 뼈 회복에 좋다는 법제유황을 챙겨 먹기 시작했어요. 칼슘 흡수를 돕는 비타민D와 멸치, 두부 같은 음식을 매일 식탁에 올렸고요. 섭취 초기에는 온몸이 가렵고 잠이 쏟아지기도 했는데 며칠 지나니 오히려 컨디션이 좋아졌어요. 유황이 뼈와 근육을 붙여주는 접착제 역할을 한다더니, 확실히 섭취 전보다 회복되는 속도가 붙는 게 느껴지더라고요.

  가벼운 호흡 운동과 걷기를 병행하며 6개월 정도 관리하니, 병원에서 엑스레이상 골진(뼈 진액)이 깨끗하고 튼튼하게 잘 나왔다는 진단을 받았어요. 근처 인대 조직도 염증 없이 잘 아물었다는 소견에 안도했죠. 사고 전처럼 100%는 아니더라도 이제는 격한 운동만 아니면 통증 없이 일상을 누릴 수 있게 되어 정말 다행입니다.

수술 후에도 남았던 요통,
드디어 끝이 보이네요

39세, 여성, 직장인

♦ ♦ ♦

디스크 수술만 하면 다 끝날 줄 알았어요. 그런데 추간판 절제술을 받고 나서도 엉덩이랑 다리가 저릿한 느낌이 완전히 가시질 않더라고요. 의사 선생님은 수술은 잘 됐으니 이제부터 관리가 관건이라고 하셨죠. 완치가 없는 병이라는 말에 덜컥 겁이 났습니다. 그때부터 제 생활은 180도 바뀌었어요.

허리에 좋은 요가와 걷기 운동을 매일 30분씩 하고, 자세 교정 방석 없이는 절대 앉지 않았죠. 여기에 법제유황과 칼슘 영양제를 병행했어요. 신경이 회복되는 과정이라 그런지 호전이 체감이 잘 안되는 것 같았지만 그냥 꾸준히 먹기로 했어요. 그랬더니 어느 순간부턴가 요통의 정도가 좀 줄어들더라고요.

　2년이 지난 지금, 병원 정기검진에서 척추 주변 근육이 탄탄해져서 디스크를 잘 지탱 해주고 있다는 기분 좋은 소식을 들었습니다. 예전엔 10분만 앉아 있어도 허리가 아팠는데 이젠 한 시간 회의도 거뜬해요. 수술 후 남았던 잔잔한 통증들이 사라지니 이제야 진짜 제 몸을 찾은 것 같아요.

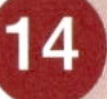

만성 염좌로 고생하던 발목,
이제 아이와 마음껏 뛰어놀아요

44세, 남성, 자영업

예전에 야구선수 시절 혹사당했던 손, 발목이 나이 드니 사달이 났어요. 우연히 발목을 몇 번 삔 게 화근이었는지, 조금만 걸어도 발목이 붓고 아픈 만성 염좌가 생겼습니다. 한창 자라나는 두 아들들이랑 축구 시합 한번 해주는 게 소원인데 발목이 힘을 못 쓰니 늘 미안했죠. 병원에서 인대 치료를 받으면서 제 나름대로도 사활을 걸었습니다.

발목 근력을 키우는 밴드 운동을 매일 하고, 염증을 줄여준다는 브로콜리와 토마토를 끼니마다 챙겨 먹었어요. 그리고 법제유황을 섭취하기 시작했죠. 꾸준히 섭취한 결과 1년 뒤에는 발목의 안정감이 확실히 달라졌어요.

병원에서도 발목 초음파 결과 인대 두께가 안정적이고 탄력이 좋아졌다는 예후를 확인해 주셨습니다. 예전처럼 전력 질주를 하는 건 조심스럽지만, 이제는 아이들과 공 놀이를 해도 다음 날 발목이 붓지 않아요. 활동 반경이 넓어지니 사는 게 훨씬 즐거워졌습니다.

지긋지긋한 다리 저림,
이젠 밤이 두렵지 않아요

58세, 여성, 조리사

◆◆◆

평생 무거운 솥과 조리 기구를 들고 서서 일하다 보니 골반이랑 다리 통증은 달고 살았어요. 그러다 계단에서 한 번 구른 뒤로는 다리가 너무 저려서 걷는 것조차 힘들고 원인 모를 두통까지 생겨 일을 쉬어야만 했죠. 물리치료랑 약물치료를 받았지만 진전이 일시적이고 더뎌서 정말 막막했습니다.

살기 위해서라도 독하게 마음먹고 한방치료와 식이요법을 시작했어요. 밀가루를 끊고 법제유황을 매일 챙겨 먹었죠. 치료도 더 적극적으로 받았어요. 그리고 이제 나이가 있으니 몸을 생각해야 할 것 같아 일부러 쉬려고 노력했어요. 이렇게 2년 동안 운동과 찜질을 병행하며 꾸준히 관리했더니 어느덧 다리 저림이 80% 이상 줄어들었더라고요.

병원에서도 신경 압박 증세가 많이 완화되었고 혈행이 좋아져서 두통까지 잡힌 것 같다는 소견을 주셨어요. 아직도 무리하면 조금 뻐근하긴 하지만, 예전처럼 밤잠을 설칠 정도의 고통은 사라졌습니다. 다시 주방에 서서 음식을 만들 수 있게 된 것만으로도 감사할 따름이에요.

골다공증으로 되살아난 옛 골절 통증,
유황으로 다스렸어요

53세, 여성, 주부

◆ ◆ ◆

10년 전 교통사고로 다쳤던 등이 갱년기가 오면서 다시 아프기 시작했어요. 골다공증 진단까지 받으니 예전 골절 부위가 쑤시고, 누웠다 일어날 때마다 "아이고" 소리가 절로 나왔죠. 등부터 가슴까지 저릿한 통증이 퍼지면 숨쉬기도 불편할 정도였어요.

인대 강화 치료를 받던 중에, 유황이 뼈 건강에 좋다는 걸 우연히 알고 법제유황 섭취를 시작했습니다. 이소플라본이 풍부한 콩과 멸치 반찬으로 식단을 짜고, 매일 가벼운 근력 운동을 거르지 않았어요. 칼슘제도 추가로 섭취하고요. 이러한 생활을 1년 넘게 지속하니 통증 주기가 몰라보게 길어지더라고요.

최근 골밀도 검사를 했는데 수치가 더 이상 떨어지지 않고 안정적으로 유지되고 있다는 반가운 소식을 들었어요. 무엇보다 누워 있다가 몸을 뒤척일 때 느껴지던 날카로운 통증이 완만해진 게 가장 큰 변화예요. 예전엔 통증 때문에 하루가 길게 느껴졌는데, 요즘은 가벼운 몸으로 집안일을 할 수 있어 참 좋습니다.

원인 모를 가슴 통증,
생활 습관과 유황이 답이었나 봐요

51세, 남성, 자영업

♦♦♦

어느 날부터 가슴 부위가 뻐근하고 누르면 자지러지게 아픈 통증이 시작됐어요. 심장 문제인가 싶어 온갖 검사를 다 해봤지만 다행히 내과적 이상은 없었죠. 하지만 염증 수치는 높고 통증은 계속되니 사람 미칠 노릇이더라고요. 결국 일을 줄이고 건강을 최우선으로 삼기로 했습니다.

술을 완전히 끊고 매일 유산소 운동을 하면서 법제유황을 섭취했어요. 섭취 초기에는 피부에 두드러기 같은 게 올라오는 호전반응이 있었는데 이게 독소가 배출되는 과정이라기에 지켜봤더니 얼마 안 가 괜찮아졌습니다. 그리고 6개월 정도 지나니 가슴을 짓누르던 통증이 서서히 옅어지기 시작했어요.

병원에서도 염증 수치(CRP)가 정상 범위로 돌아왔고 압통 증상도 많이 개선되었다며, 지금의 생활 습관을 잘 유지하라고 격려해 주셨어요. 완벽하게 무통증 상태는 아니지만 통증 때문에 일을 중단해야 했던 예전에 비하면 지금은 일상이 너무나 평온합니다. 건강은 역시 몸이 주는 신호를 무시하지 않는 데서 시작되는 것 같아요.

요리사의 고질병 테니스 엘보,
다시 일할 수 있게 됐어요

40세, 남성, 요리사

◆ ◆ ◆

하루에도 수백 번 칼질을 하고 무거운 팬을 돌리다 보니 팔꿈치가 비명을 지르더라고요. 테니스 엘보 진단을 받고 주사도 맞고 도수치료도 받았지만, 다시 주방 일만 시작하면 통증이 도져서 눈물이 났어요. 결국 몇 달간 일을 쉬기로 결심하고 집중 치료에 들어갔습니다.

팔꿈치 보호대를 늘 착용하고 운동을 시작했어요. 유황 성분이 힘줄 회복에 좋다는 말에 법제유황 섭취를 시작했어요. 근육 이완에 도움을 주는 마그네슘과 단백질 섭취도 늘렸죠. 섭취 두 달쯤 지나면서 팔을 펴고 굽히는 게 훨씬 부드러워졌는데, 아무래도 쉬어서 그런가보다 하고 일단 계속 섭취해 보기로 했습니다.

　1년간의 노력 끝에 다시 병원을 찾았더니 힘줄 조직의 염증이 줄어들고 건강이 호전되었다는 소견을 받았습니다. 물론 지금도 무리하면 팔이 묵직해지긴 하지만, 날카로운 통증은 이제 거의 없어요. 조심스럽게 다시 주방으로 돌아가 맛있는 요리를 할 수 있게 되어 정말 행복합니다.

오십견으로 굳었던 어깨,
유황과 요가로 유연함을 찾았어요

55세, 여성, 자영업

◆ ◆ ◆

머리를 감거나 상의를 입는 게 잘 안 될 정도로 어깨가 굳어버렸어요. 오십견이었죠. 밤마다 어깨 통증 때문에 잠을 설쳐서 늘 피곤에 절어 살았고 두통까지 심했어요. 치료를 받아도 그때뿐, 일을 핑계로 운동을 소홀히 하니 좀처럼 낫질 않더라고요.

결심을 하고 법제유황을 1년 넘게 꾸준히 섭취하면서, 매일 아침 요가와 명상으로 몸을 풀었어요. 따뜻한 찜질도 하루도 거르지 않았고요. 처음엔 어깨가 더 뻣뻣해지는 것 같기도 했지만 어느 순간 팔이 조금씩 더 올라가는 걸 느꼈어요.

병원 재활의학과 선생님도 어깨 가동 범위가 예전보다 30도 이상 넓어졌다며 놀라시더라고요. 지금도 찬바람 불면 어깨가 뻐근하긴 하지만, 예전처럼 머리 감는 게 힘들 정도는 아니에요. 통증이 줄어드니 잠도 잘 오고 지긋지긋했던 두통까지 가벼워져서 살 것 같습니다.

손주 돌보기도 힘들던
허리 통증이 나아졌어요

66세, 여성, 주부

◆ ◆ ◆

첫 손주가 태어났는데 아기가 너무 예뻐도 안아줄 수가 없었어요. 허리랑 골반이 끊어질 듯 아프고 손목도 너덜너덜해진 것처럼 통증이 심했기 때문이죠. 할머니 노릇도 제대로 못 해주는 것 같아서 미안한 마음에 치료를 결심했죠.

인대 강화 주사를 맞으면서 단백질과 칼슘이 풍부한 식단을 지켰어요. 그러면서 친구가 권유한 법제유황이라는 걸 먹기 시작했습니다. 손주 유모차를 밀며 걷기 운동도 빼놓지 않았죠. 그렇게 몇 개월이 지나면서 몸이 전보다 한결 단단해지는 게 느껴졌어요.

손주 돌잔치 날 아기를 안고 기념사진을 찍는데도 통증이 크게 느껴지지 않아 속으로 얼마나 기뻤는지 몰라요. 병원에서도 골반 주변 근육의 균형이 좋아졌고 염증 지표도 낮아졌다는 긍정적인 예후를 확인해 주셨습니다. 청춘으로 돌아갈 순 없어도 사랑하는 손주를 마음껏 안아줄 수 있는 이 상태만으로도 제게는 최고의 선물입니다.

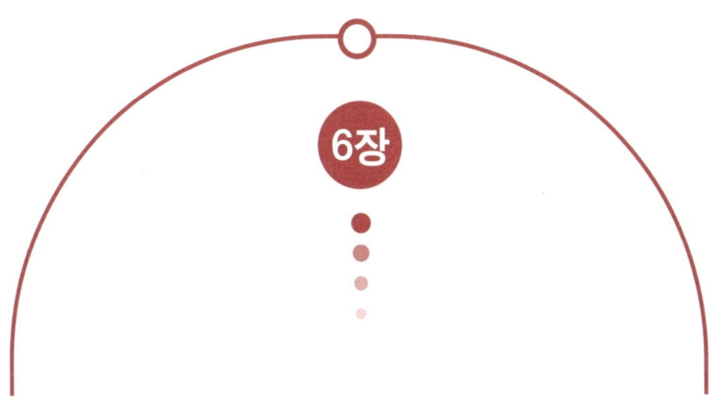

학계
임상 연구 사례

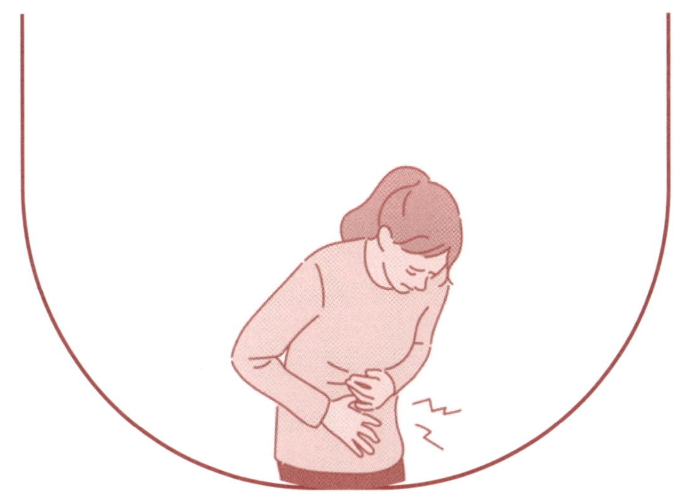

학계에서 보고되는
유황 치료 사례

최근 국내외 의학계에서는 과거 '신비의 약재' 라는 기록으로만 전해지던 유황의 효능을 현대 과학의 잣대로 증명하고 재조명하는 연구가 활발히 진행되고 있다.

특히 독성을 완벽히 제거한 법제유황과 흡수율을 높인 MSM(식이유황)은 신체 전반의 염증을 다스리고 조직을 재생하는 '천연 치유 물질' 로서 그 가치를 입증받고 있다. 강력한 항산화 및 항염 기전을 바탕으로 한 법제유황의 다양한 임상적 가치에 대한 사례는 다음과 같다.

통증 완화 및 치료 효과
→ 만성 통증의 사슬을 끊는 유황

유황은 관절 연골의 핵심 구성 성분이자, 통증을 전달하는 신경 섬유의 과도한 흥분을 가라앉히는 천연 진통제 역할을 한다.

경희대학교 한의과대학에서 법제유황 추출물이 류마티스 관절염 모델에 미치는 영향을 연구한 결과, 염증 유발 핵심 인자인 NF-kB와 사이토카인(TNF-α, IL-6)의 활성을 최대 50%까지 억제한다는 것을 확인했다.
연구진은 법제유황이 관절 파괴를 유도하는 파골세포의 형성을 막아 관절의 변형을 늦추는 강력한 보호막 역할을 한다고 결론지었다.

또한 영남대학교 의과대학 연구에서 만성 요통 환자들에게 유황 섭취와 물리치료를 병행하게 한 결과, 단독 물리치료 군보다 통증 완화

속도가 약 1.5배 빨랐으며 약물 의존도 역시 현저히 낮아졌다는 임상 보고가 있었다.

유황의 통증 치료 임상 사례는 해외 학계에서도 지속적으로 보고되고 있다.

미국 사우스웨스트 연구소(Southwest College of Naturopathic Medicine)의 킴박 사팀은 무릎 골관절염 환자 50명을 대상으로 12주간 대조군 연구를 진행하였다. 하루 6g의 MSM(식이유황)을 섭취한 그룹은 대조군에 비해 통증 지수(VAS)와 관절 기능 장애 지수(WOMAC)가 획기적으로 개선되었다.

단순히 통증만 줄어든 것이 아니라, 계단 오르내리기나 자리에서 일어나기 등 일상적인 신체 활동 능력이 비약적으로 향상되었음이 관찰되었다. 이는 유황이 연골 세포 내 수분 정체와 염증성 부종을 직접적으로 줄여준 덕분이다.

이스라엘 텔아비브 대학의 운동선수들을 대상으로 한 임상 연구에서 유황 성분이 근육 손상 지표인 크레아틴 키나아제(CK)와 젖산 수치를 낮춰, 운동 후 발생하는 지연성 근육통을 빠르게 완화한다는 사실을 밝혀냈다.

뇌세포 보호 및 뇌 염증 억제 효과
→ 뇌 건강의 새로운 패러다임

유황은 인체에서 가장 통과하기 까다로운 뇌혈관 장벽(BBB)을 통과하여 뇌 조직의 산화 스트레스를 직접 관리하는 탁월한 능력을 갖추고 있다.

원광대학교 김덕호의 박사논문에 의하면 뇌의 해마세포에 대한 법제유황의 뇌세포 보호효과 및 미세아교세포에 대한 뇌 염증 억제 작용 기전을 연구한 결과, 법제유황(금액단)이 뇌 염증 억제 효과를 가지고 있음을 관찰하였다.

충북대학교 약학대학에서 법제유황 성분이 파킨슨병의 원인이 되는 도파민 신경세포의 사멸을 현저히 줄인다는 연구를 발표했다. 특히 유황이 뇌세포 내 미토콘드리아의 기능을 활성화하여 에너지를 공급함으로써, 독성 물질로부터 뇌신경을 보호하는 '신경 보호제(Neuroprotector)'

로서의 가능성을 확인했다.

가천대학교에서는 법제유황 섭취가 만성 스트레스로 인해 손상된 뇌의 해마 조직을 재생시키고, 불안 증세를 완화하는 효과가 있음을 임상 전 단계에서 증명하여 학계의 주목을 받았다.

미국 캘리포니아 대학(UCLA)의 신경과학 연구팀은 유황 화합물이 뇌 신경세포 사이의 시냅스 연결을 강화하고, 치매의 원인 물질로 알려진 아밀로이드 베타(Amyloid-beta) 단백질의 응집을 방해한다는 연구 결과를 발표했다. 이는 유황이 단순한 영양 공급을 넘어 뇌의 청소부 역할을 수행하여 인지 기능 저하를 예방할 수 있음을 시사한다. 한편, 일본 도쿄 의과대학에서는 노인성 뇌 질환 모델에서 유황 성분이 뇌 내 항산화 효소인 글루타치온의 농도를 높여, 뇌졸중 후유증으로 발생하는 신경 염증을 억제하고 기억력을 회복시키는 데 기여한다는 사실을 입증했다.

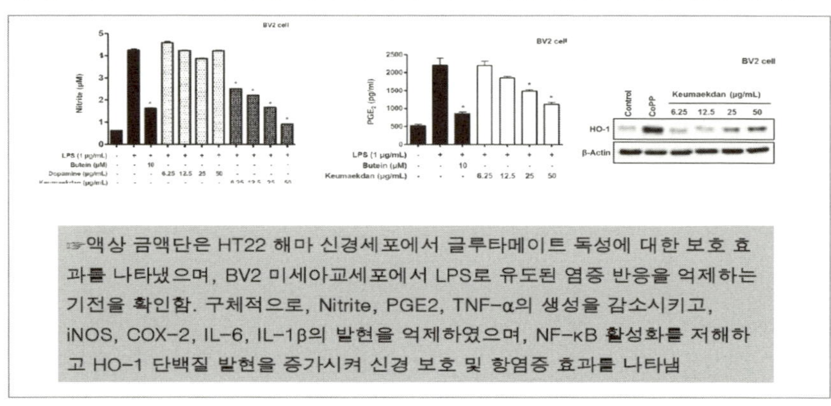

법제유황(금액단)의 뇌염증 억제 효과

출처 : 김덕호, 김성철. 금액단의 뇌세포 보호 및 뇌염증 억제효과 연구. 원광대학교 박사학위 논문, 2019

212

강력한 항균 및 살균 효과
→ 내성 걱정 없는 천연 항생제

유황은 세균의 세포벽을 투과하여 대사 과정을 마비시키는 독특한 살균 기전을 가지고 있어, 유해균 정화에 매우 효과적이다.

최근 원광대학교 박아영의 박사논문(지도교수 : 김성철 교수)에 의하면 액상 법제유황의 항균, 항염 및 상처치료, 재생 효과에 대해 동물실험을 통해 확인한 결과, 법제유황이 균의 성장을 억제하고 상처 회복 속도를 증가시키며 피부 회복에 따른 신생 혈관과 피지선 형성을 촉진함을 확인하였다. 즉 유황의 항균효과 및 피부재생과 염증성 사이토카인의 발현 억제, 피부재생 회복 개선 효과가 입증되었다.

한국식품영양과학회에서는 법제유황을 처리한 환경에서 식중독 사고의 주범인 살모넬라균과 리스테리아균이 99% 이상 사멸하는 결과를 확인했다. 이는 법제유황이 인체 내 유해 세균을 다스리고 장내 미생물 환경을 정화하여 면역력의 기초를 다지는 데 지대한 역할을 함을 보어주었다.

건국대학교 연구에서는 법제유황이 위염의 원인인 헬리코박터 파이로리균의 활성을 억제하고 위점막 염증을 완화한다는 연구를 통해, 소화기 건강 증진제로서의 가치를 입증했다.

미국 메이요 클리닉(Mayo Clinic)에서는 유황이 피부의 상주균 균형을 맞추고, 특히 여드름을 유발하는 프로피오니박테리움과 모낭충의 번식을 억제한다는 임상 사례를 다수 확보했다. 연구팀은 유황이 피부의 유분기를 조절함과 동시에 강력한 살균 작용을 하여 화학 항생제의 대안이 될 수 있다고 평가했다.

또한 브라질 상파울루 대학교에서는 유황 성분이 칸디다균 등 진균(곰팡이균)의 성장을 방해하여 만성적인 점막 감염 질환을 개선하는 데 도움을 준다는 연구를 통해 유황의 광범위한 항균 스펙트럼을 증명했다.

액상 법제유황의 살균과 항균 효과 및 상처 치료 효과 실험 결과

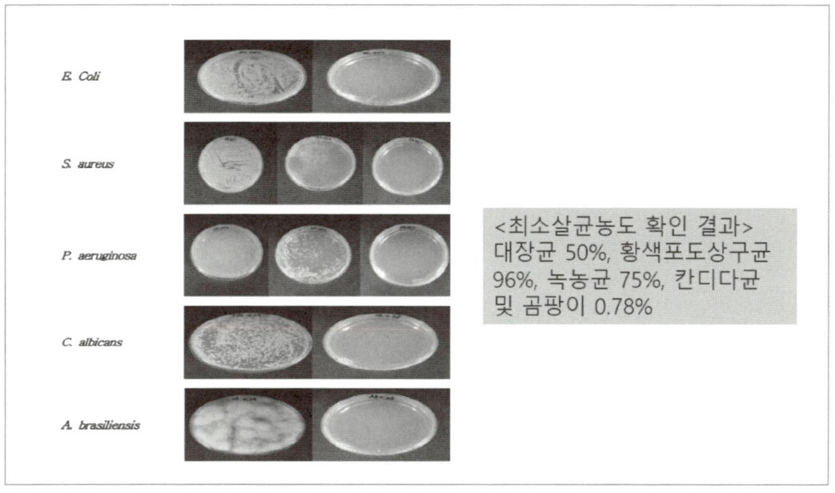

<최소살균농도 확인 결과>
대장균 50%, 황색포도상구균 96%, 녹농균 75%, 칸디다균 및 곰팡이 0.78%

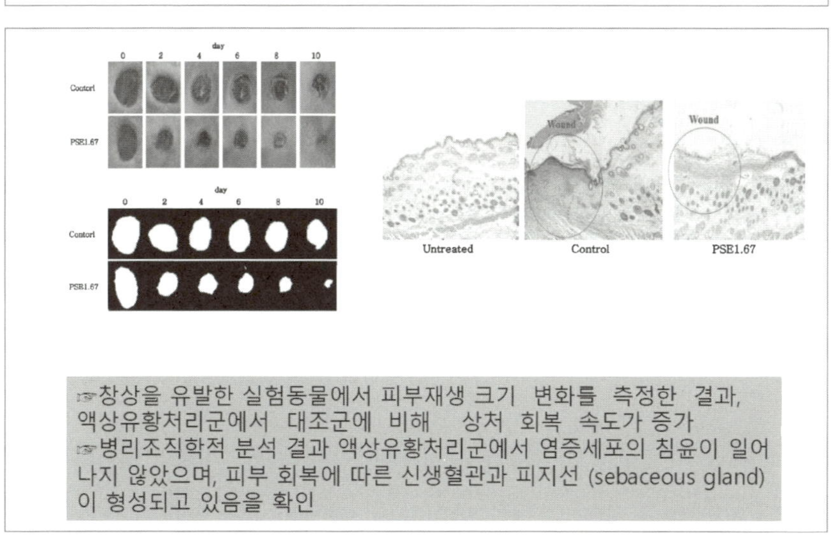

☞창상을 유발한 실험동물에서 피부재생 크기 변화를 측정한 결과, 액상유황처리군에서 대조군에 비해 상처 회복 속도가 증가
☞병리조직학적 분석 결과 액상유황처리군에서 염증세포의 침윤이 일어나지 않았으며, 피부 회복에 따른 신생혈관과 피지선 (sebaceous gland)이 형성되고 있음을 확인

출처 : 박아영,김성철. 법제유황의 액상화 과정을 통한 항균효과에 대한 연구. 원광대학교 박사학위 논문, 2025

상처 치료 및 조직 재생 효과
→ 피부와 인대를 되살리는 생명의 원료

유황은 단백질의 구조를 결정짓는 이황화 결합(bond)의 핵심 원료로, 손상된 조직을 촘촘하고 단단하게 재건한다.

한국한의학연구원에서는 법제유황이 포함된 처방이 욕창 및 난치성 종기 환자의 피부 재생 인자(EGF) 분비를 촉진한다는 것을 확인했다. 특히 손상된 인대와 힘줄의 구성 성분인 황 함유 아미노산 공급을 원활하게 하여, 운동선수들의 부상 회복 및 노인들의 약해진 피부 장벽 재건에 효과적임을 입증했다.

부산대학교 연구팀은 법제유황이 자외선에 의한 피부 손상(광노화)을 억제하고 멜라닌 색소 침착을 방어하여, 손상된 피부의 재생뿐만 아니라 미백 및 노화 방지에도 유의미한 결과가 있음을 밝혀냈다.

미국 오리건 보건과학대학교(OHSU)에서는 수술 후 회복기 환자들에게 식이유황을 처방한 결과, 상처 부위의 콜라겐 생성이 촉진되어 회복 기간이 단축되고 흉터 조직이 부드러워지는 효과를 관찰했다. 유황이 피부 진피층의 탄력 섬유를 강화하여 조직이 헐거워지는 것을 막아 준 덕분이다.

이탈리아 파비아 대학교에서는 욕창 환자 및 만성 궤양 환자들에게 유황 추출물을 도포 및 섭취하게 한 결과, 피부 상피 세포의 증식 속도가 일반 치료군보다 30% 이상 빨라졌다는 임상 연구를 발표했다.

〈연구자료 출처〉

김덕호 (2019). 금액단의 뇌세포 보호 및 뇌염증 억제효과 연구. 원광대학교 박사학위 논문.

박아영 (2025). 법제유황의 액상화 과정을 통한 항균효과에 대한 연구. 원광대학교 박사학위 논문.

한국한방포제학회지 (2015). "법제유황의 약리작용 및 임상적 적용에 관한 고찰" 충북대학교 약학대학 (2018). "유기유황 화합물의 신경세포 보호 및 파킨슨병 억제 기전 연구" 한국식품영양과학회지 (2020). "법제유황 추출물의 항균 활성 및 안정성 평가"

Kim, L. S., et al. (2006). "Efficacy of methylsulfonylmethane (MSM) in osteoarthritis knee pain." *Osteoarthritis and Cartilage.*

Butawan, M., et al. (2017). "Methylsulfonylmethane: Applications and Safety of a Novel Dietary Supplement." *Nutrients.*

Mohammadi, S., et al. (2017). "The effects of MSM on brain oxidative stress and inflammation." *Journal of Neuroscience Research.*

Jacob, S. W., & Lawrence, R. M. (1999). The Miracle of MSM: The Natural Solution for Pain.

Usha, P. R., & Naidu, M. U. (2004). "Randomised, Double-Blind, Parallel, Placebo-Controlled Study of Oral Glucosamine, MSM and their Combination in Osteoarthritis." *Clinical Drug Investigation.*

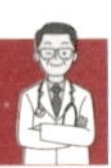

중국 고대 의서에 나오는 법제유황의 효능

중국의 남송 시기인 송나라의 명의 두재(寶材)는 의서 〈편작심서(扁鵲心書 1146 년)〉의 저자로 알려져 있다.

이 저서는 고대의 전설적인 명의인 '편작' 의 이름을 빌려 저술한 의학서적으로, 두재가 평생에 걸친 임상 경험을 바탕으로 편찬하였다. 특히 뜸 치료법으로 난치병을 치료하는 방법과 몸을 따뜻하게 보하여 치료하는 온보법의 중요성을 강조하였다. 인체의 양기를 보존하고 회복해야 건강을 회복할 수 있다는 내용이 담겨 있으며 우리나라의 전통 의학에도 영향을 끼쳤다.

이 책에서 '양기를 살려 생명을 유지하는 핵심적인 약재' 로 등장하는 것이 바로 유황이다. 명나라 이시진의 〈본초강목(本草綱目)〉에도 〈편작심서〉의 이론을 인용하여 유황의 법제와 보양 효능을 설명하였다.

〈편작심서〉에 나오는 유황의 효능은 다음과 같다.

천 년 전에도 널리 알려져 있던 유황의 힘

〈편작심서〉에서는 사람이 늙고 병드는 이유를 '양기가 줄어들고 몸이 차가워지기 때문' 이라고 진단한다. 이때 유황은 떨어진 체온을 올리고 꺼져가는 생

218

명의 불꽃을 살리는 '진양(眞陽, 근본이 되는 양기)의 보조제' 로서 결정적인 역할을 수행한다.

법제유황의 주요 효능

1. 명문상화(命門相火)의 보충

유황은 인체 에너지의 근원지인 '명문' 의 화기를 직접적으로 돕는다. 이는 현대적 의미로 기초대사량을 높이고 심장과 신장의 기능을 활성화하여 전신의 활력을 되찾아주는 작용을 의미한다.

2. 냉적(冷積)과 고질적 한사(寒邪) 제거

몸속 깊은 곳에 쌓인 차가운 기운인 '냉적' 을 몰아낸다. 오래된 소화불량, 아랫배의 차가움, 손발 끝이 시린 증상을 다스리는 데 탁월하다.

3. 양기 회복을 통한 수명 연장

두재는 양기가 충만하면 병이 침범하지 못한다고 보았다. 유황은 노화로 인해 발생하는 기력 저하를 막고, 무너진 면역 체계를 재건하여 무병장수의 토대를 만든다.

4. 만성 설사와 이질의 치료

장이 차가워져 발생하는 만성적인 설사를 멈추게 한다. 이는 유황의 뜨거운 성질이 장의 흡수력을 높이고 소화 기능을 정상화하기 때문이다.

법제유황의 활용법과 조제 원리

1. 법제(法製)의 필수성

〈편작심서〉에서는 유황의 독성을 경계하여 반드시 엄격한 법제 과정을 거칠 것을 강조한다. 주로 생강즙에 삶거나 특정 약재와 함께 가공하여 유황의 거친 기운을 순화시킨 뒤 사용한다.

2. 환제(丸劑) 형태의 섭취

유황은 그 기운이 강렬하기 때문에 주로 알약(환) 형태로 만들어 섭취한다. 대표적인 처방으로는 유황을 주원료로 한 '금액단(金液丹)' 등이 있으며, 이는 만성 쇠약과 냉증을 치료하는 비방으로 전해진다.

3. 다른 보양 약재와의 시너지

필요에 따라 부자(附子)나 인삼 등과 배합하여 기혈을 동시에 보충하는 방식으로 활용한다. 이는 유황이 가진 화기를 조절하면서도 약효가 전신에 골고루 퍼지게 하기 위함이다.

법제유황의 장점

1. 신속하고 강력한 약효

일반적인 식물성 약재보다 기운이 강해 양기가 극도로 쇠약해진 상황에서도 비교적 빠르게 반응을 나타낸다.

2. 근본 치료의 지향

단순히 증상을 가라앉히는 것이 아니라, 질병의 원인이 되는 '차가운 체질' 자체를 개선하는 데 중점을 둔다.

3. 노인성 질환에 탁월

노화로 인해 소변이 잦거나 하체가 무력해지는 증상 등 전형적인 '양기 부족' 증상에 드라마틱한 호전을 보이는 경우가 많다.

섭취 시 주의점 및 금기 : 체질에 맞는 적절한 섭취

1. 열성 체질의 섭취 금지

평소 몸에 열이 많거나 혈압이 지나치게 높은 사람, 화병이 있는 사람은 유황의 뜨거운 성질이 오히려 독이 될 수 있으므로 섭취를 주의하고 한방 전문의의 처방에 따라야 한다.

2. 진액 부족(음허) 상태 주의

몸의 수분이 부족하여 입이 자주 마르고 피부가 건조한 사람이 유황을 먹으면 체내 진액을 더 말릴 수 있으니 한방 전문의의 진단이 필수적이다.

3. 과도한 섭취 경계

아무리 법제 된 유황이라도 자신의 체질보다 과하게 섭취하면 상열감(열이 위로 뜨는 현상)이나 안구 충혈 등이 나타날 수 있다.

4. 호전반응에 대한 이해

섭취 초기 몸이 따뜻해지면서 일시적으로 가려움이나 나른함이 나타날 수 있으나, 이는 정기가 회복되는 과정일 수 있다. 다만 증상이 심할 경우 섭취량 조절이 필요하다.

출처 : 두재(竇材), 〈편작심서(扁鵲心書)〉 - "유황은 순양(純陽)의 정기로서 명문의 화기를 보하며 만병의 근원인 한기를 몰아낸다." (본문 중 유황 및 보양 관련 기록 참조), 김성철 교수 번역 〈편작심서(1146년, 두재, 송나라) 등 한의서의 법제유황(금액단) 조문〉 참조

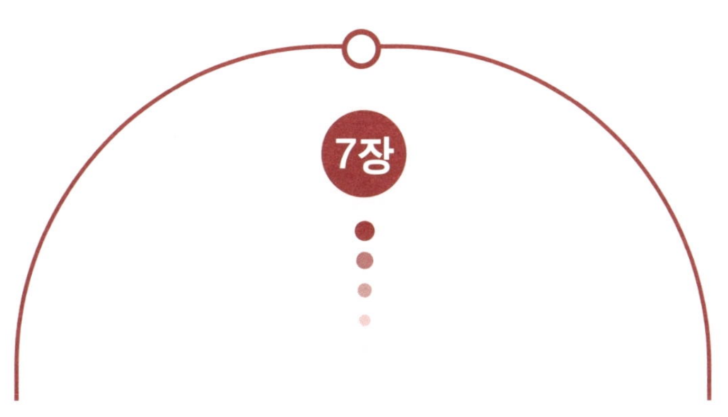

무엇이든 물어보세요?

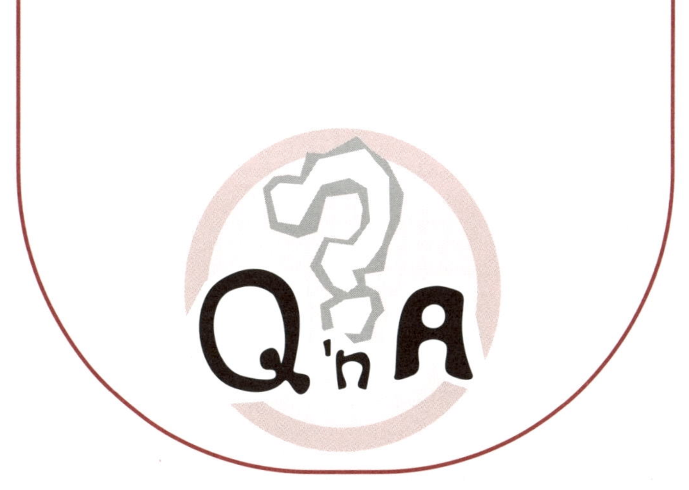

Q1

유황이 들어있는 건강식품에는 어떤 종류가 있나요?

A 유황 건강기능식품은 크게 두 가지 갈래로 나뉩니다.

첫 번째는 현대적인 공법으로 정제한 MSM(식이유황)입니다. 주로 옥수수나 사탕수수 등 식물성 원료에서 유래한 유황 성분을 증류하고 결정화하여 만든 화합물입니다.

두 번째는 전통 한방의 지혜가 담긴 법제유황입니다. 광물에서 채굴한 석유황을 구리솥이나 황토물에 수십 번 삶거나, 유황을 먹여 키운 오리의 체내 대사 과정을 거치는 등 다양한 '포제' 기술을 통해 독성을 제거한 제품들이 있으나 이는 완전하게 유해한 중금속을 완전 제거하기 어려워 첨단 정제 과학기술을 활용한 완전독성을 제거하고 산도도 중성으로 맞춘 표준화 된 법제유황 제품들도 개발되었다. 이 외에도 마늘, 양파, 부추 등 유황이 풍부한 채소의 추출물을 농축한 제품들도 보조적인 형태로 존재합니다.

유황을 섭취할 때 어떤 형태의 제품을 섭취하면 좋을까요?

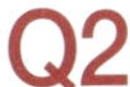 제품의 형태는 개인의 생활 방식과 취향에 따라 선택하시는 것이 좋습니다.

* **캡슐 및 태블릿**(정제) : 가장 대중적인 형태로, 유황 특유의 쌉쌀한 맛과 강한 냄새를 느끼지 않고 섭취할 수 있다는 것이 큰 장점입니다. 정확한 용량을 지키기 쉽고 휴대가 간편해 직장인들에게 추천합니다.

* **분말**(가루) : 불필요한 부형제가 들어있지 않은 순수한 유황 결정을 섭취할 수 있습니다. 물에 타서 수시로 마시거나 찌개나 국 등 요리에 넣어 활용할 수 있어 경제적이지만, 유황 향에 예민한 분들은 처음 적응기가 필요할 수 있습니다.

* **액상** : 정제를 삼키기 힘든 어르신이나 빠른 흡수를 원하는 분들에게 적합합니다. 다만 유황의 맛이 강하게 느껴질 수 있고 보관에 유의해야 합니다.

Q3

법제유황과 MSM은 어떻게 다른가요?

A 이 둘은 '기원' 과 '에너지의 성격' 에서 뚜렷한 차이를 보입니다. MSM은 광물성 유황의 독성 우려를 근본적으로 차단하기 위해 식물성 원료를 증류하고 정제하여 만든 순수 유기유황 화합물입니다. 성질이 평이하여 체질에 상관없이 무난하게 영양제처럼 섭취하기에 좋으나 산성산도에 유황함량이 낮은 편입니다. 반면, 법제유황은 광물 유황이 가진 강력한 양기(陽氣)를 보존하면서 독성만 다스린 전통 약재로서 유황 함량이 매우 높습니다. 따라서 몸이 몹시 차갑거나 기력이 바닥난 분들에게는 법제유황의 뜨거운 에너지가 더 강력한 활력을 불어넣어 줄 수 있습니다. 즉, 범용적인 염증 관리는 MSM이, 깊은 체질 개선과 통증 관리 및 보양 목적은 법제유황이 더 적합합니다.

Q4

유황 제품을 섭취할 때 주의해야 할 점은 무엇인가요?

A 가장 강조하고 싶은 점은 '충분한 수분 섭취' 입니다. 유황은 체내

대사를 활성화하고 쌓여있던 노폐물과 독소를 밖으로 밀어내는 역할을 합니다. 이때 물이 부족하면 오히려 피로감을 느끼거나 피부에 트러블이 생길 수 있으므로, 평소보다 물을 1.5배 이상 많이 마셔주어야 합니다. 또한, 우리 몸이 유황에 적응할 시간이 필요합니다. 처음부터 권장량을 다 먹기보다는 아주 적은 양부터 시작해서 1~2주에 걸쳐 서서히 양을 늘려가는 것이 몸의 부담을 줄이는 지혜로운 방법입니다.

Q5

유황 섭취 시 주의해야 하는 체질이나 질환은 무엇인가요?

A 유황은 근본적으로 뜨거운 성질을 가지고 있습니다. 따라서 한방에서 말하는 '음허화왕(陰虛火旺)' 체질, 즉 몸속 진액이 부족해서 가짜 열인 허열이 위로 자꾸 뜨는 분들은 주의해야 합니다. 얼굴이 자주 붉어지거나 가슴 두근거림이 심하고, 입이 늘 바짝 마르는 분들이 과하게 섭취하면 오히려 상열감이 심해질 수 있습니다. 질환 측면에서는 만성 신장 질환이나 간 질환을 앓고 계신 분들은 대사 과정에서 장기에 무리가 갈 수 있으므로 반드시 한방 주치의와 상의 후 섭취 여부를 결정해야 합니

다. 임산부나 수유부 또한 태아와 영아에게 미치는 영향을 고려해 임의
섭취는 피하시는 것이 좋습니다.

Q6

법제유황 식품을 선택할 때 꼭 살펴봐야 될 항목은
무엇이 있을까요?

A 믿을 수 있는 제품을 고르기 위해 두 가지를 꼭 확인하시기 바랍
니다.

1. 원료의 함량과 순도 : 유황 성분이 얼마나 들어있는지, 스테아린산
마그네슘 같은 화학 부형제가 너무 많이 들어가지는 않았는지 등 전성
분 표를 꼼꼼히 살펴봐야 합니다.

2. 법제 방식의 투명성 : 법제유황의 경우 어떤 과정을 거쳐 독성을 제
거했는지 제조사의 설명이 명확한 제품을 선택하는 것이 신뢰도를 높이
는 기준이 됩니다.

Q7

법제유황 제품 선택 시 안전성은 어떻게 확인하면 될까요?

A 광물유황을 원료로 하는 법제유황은 비소, 수은, 납, 카드뮴과 같은 유해 중금속 포함 여부가 무엇보다 중요합니다. 제품 상세 페이지나 고객 센터를 통해 '중금속 검사 성적서' 가 있는지, 그리고 유해 물질 불검출 테스트를 통과했는지 확인하는 것이 필수적입니다. 특히 세계보건기구(WHO)에서 규정한 경구용 중금속 허용치는 ppm단위가 아니고 ppm의 1/1,000단위인 ppb로 규정되어 있습니다. 이러한 규정에 적합한 성적서를 가지고 있는지를 반드시 체크해야합니다. 세계보건기구에서 경구용 중금속 허용치는 납은 10ppb이내, 수은은 1ppb이내, 카드뮴은 3ppb이내, 비소는 10ppb이내가 허용치이다.

물질명	건강 장해
가드뮴	피로, 집중력 및 기억력 손실, 고혈압, 후각상실, 전립선 암, 폐부종, 폐렴
크로움	치아와 혀 변색, 코 내부 막에 구멍이 뚫리는 비충격천공, 피부가 허는 피부궤양,폐암
티타뮴	천식, 피부질환
구리	코 및 눈 자극, 빈혈, 신장, 폐, 간 손상
납	빈혈, 근육 및 관절의 통증, 고혈압, 잇몸이 푸르게 변하는 연선, 생식능력 감소
니켈	청색증, 심장질환, 면역기능 장애, 알레르기
철	철폐증, 금속열
망간	손떨림, 근육마비, 파킨슨증후군
알루미늄	알츠하이머, 치매, 행동장애

Q8

법제유황 식품의 하루 섭취량은 어떻게 되나요?

A 법제유황의 경우 제품의 농축 정도에 따라 차이가 있을 수 있지만, 대개 성인 기준으로 하루 1~2회, 1회당 500~1,000mg 정도를 권장합니다. (식이유황(MSM)의 경우 식약처에서 권장하는 일일 섭취량은 1,500mg에서 2,000mg(약 1.5~2g) 사이입니다.) 체중이 많이 나가거나 통증이 심한 경우 전문가와의 상담 하에 양을 조금 늘릴 수도 있지만, 일반적인 건강 유지 목적이라면 제품 뒷면에 표기된 권장 섭취 가이드를 철저히 따르는 것이 가장 안전하고 효과적입니다.

Q9

법제유황 식품을 공복에 섭취해도 되나요?

A 유황은 흡수율 면에서는 공복에 드시는 것이 유리할 수 있지만, 위장이 약한 분들에게는 추천하지 않습니다. 유황 특유의 강한 기운과 산 성분이 빈속에 닿으면 속 쓰림, 메스꺼움, 가스 참 증상을 유발할 수 있기 때문입니다. 가장 이상적인 시간은 식사 도중이나 식사 직후입니

다. 음식물과 섞여 들어갔을 때 위 점막을 보호할 수 있고, 소화 효소와 함께 대사되어 몸속으로 훨씬 부드럽게 흡수됩니다. 위장이 특히 민감하시다면 따뜻한 물과 함께 식후 30분 내에 드시는 것을 권장합니다.

Q10

하루에 섭취해야 하는 양보다 많이 섭취하면 어떤 문제가 생길까요?

A 아무리 좋은 약이라도 과하면 독이 됩니다. 유황을 과다 섭취하면 대사 과정에서 간과 신장에 일시적으로 과부하가 걸릴 수 있습니다. 주요 증상으로는 잦은 설사나 복통, 배에 가스가 차서 빵빵해지는 불쾌감 등이 나타납니다. 또한 양기가 과해지면 밤에 잠이 잘 오지 않거나 가슴이 답답하고 피부에 붉은 발진이 돋을 수도 있습니다. 유황은 수용성이라 남는 양이 소변으로 배출되기는 하지만, 그 과정에서 우리 몸의 여과 장치가 고생하게 되므로 반드시 정해진 용량을 지켜주시는 지혜가 필요합니다.

따라서 제품 설명서에 제시된 권장 섭취량을 섭취하시되, 사람마다 타고난 체격, 체질, 호르몬, 건강 상태, 내성, 저항력, 면역력, 질병의 정도가 다르기 때문에 효과를 볼 수 있는 섭취량이 다를 수 있습니다. 가장 좋은 방법은 효과적인 정량을 통해 체득하는 것입니다. 효과가 있다고 느껴질 때까지 섭취 기록을 하여 자신에게 걸맞은 일일 섭취량을 찾을 수 있습니다. 불편한 증상이 있을 때는 섭취하는 양을 줄이거나 여러 번에 나누어 섭취하면 상태가 호전됩니다. 특히 알레르기질환을 가지고 있는 사람은 건강인보다 처음 1/3정도의 소량부터 섭취해서 점차 늘려가야합니다.

Q11

법제유황 섭취 효과가 나타나려면 최소 어느 기간 이상 섭취해야 하나요?

A 우리 몸의 세포가 재생되고 혈액이 한 바퀴 도는 주기를 고려할 때, 최소 3개월 이상의 꾸준한 섭취를 권장합니다.

단순한 활력 증진은 한 달 내외로 느끼시는 분들도 많지만, 만성적인 관절 통증이나 염증성 질환의 개선을 기대한다면 6개월에서 1년 정도는 인내심을 갖고 섭취해야 합니다. 개인 간의 차이, 기저질환이나 체질의 차이로 인해 사람마다 다를 수 있습니다. 섭취 후 며칠 만에 즉각 효과가 나타난다고 하는 사람도 있지만 그 이상 걸리는 사람도 있습니다. 다음 날 곧바로 통증이 상당히 감소하는 사람도 있지만 어떤 분들은 증상 개선을 느끼는 데 몇 달이 걸리기도 합니다. 유황은 약해진 조직을 서서히 재건하는 '건축 자재'와 같기 때문에, 단기간의 고용량 섭취보다는 적정량을 매일 거르지 않고 드시는 것이 훨씬 효과적입니다.

법제유황은 강력한 약재이니만큼 자신에게 맞게 제대로 섭취하는 것이 중요합니다. 다음과 같은 단계를 개인의 체질에 맞게 진행하는 것이 좋습니다.

1단계 : 적응기(1~2주)

권장량의 1/4 혹은 1/2 정도로 시작한다. 내 몸의 해독 시스템이 유황에 어떻게 반응하는지 살펴본다.

2단계 : 증량기(3~4주)

특별한 불편함이 없다면 서서히 권장량까지 섭취량을 늘린다. 이때부터 본격적인 항염 작용과 조직 재생이 일어난다.

3단계 : 안정기

일정한 권장 섭취량을 꾸준히 유지한다. 만성 통증 환자라면 최소 3개월은 이 단계를 유지해야 몸의 변화를 체감할 수 있다.

4단계 : 휴지기

3~6개월 후 1~2주 정도 섭취를 쉬면서 몸의 대사 조절 능력과 자생력을 점검하고 간의 부담을 덜어주는 시간을 갖는다.

Q12

임산부가 법제유황을 섭취해도 되나요?

A 이론적으로 MSM과 같은 유기유황은 모유에도 들어있는 안전한 성분이지만, 임산부나 수유부의 경우 반드시 주치의와 상의 후 결정하셔야 합니다.

특히 전통적인 법제유황은 성질이 매우 뜨거워 체내 열 변화가 심한 임신기에 자궁 환경에 영향을 줄 가능성이 있습니다. 또한, 임신 중에는 작은 대사 변화에도 예민하게 반응할 수 있으므로, 태아의 안전을 위해 임의로 식품을 추가하기보다는 전문가의 진단 아래 필요한 영양소만 선별하여 섭취하는 것이 가장 안전합니다.

Q13

어린이나 청소년이 법제유황을 섭취해도 되나요?

A 성장기 어린이와 청소년에게 유황은 뼈와 근육 조직을 튼튼하게 하는 데 도움을 줄 수 있습니다.

특히 아토피와 같은 알레르기성 피부 질환이 있거나 성장통을 겪는 경우 보조적인 효과를 기대할 수 있습니다. 다만, 아이들은 성인보다 대사 능력이 약하므로 성인 권장량의 1/3에서 1/2 정도로 양을 조절해야 합니다. 평소 몸에 열이 많아 땀을 많이 흘리거나 코피가 자주 나는 아이에게는 유황의 뜨거운 성질이 맞지 않을 수 있으므로, 아이의 체질을 먼저 살피고 한방 전문의와 상의해서 사용하는 것이 중요합니다.

Q14

지병으로 다른 처방약을 복용하고 있을 때 법제유황을 함께 섭취해도 되나요?

A 대부분의 영양제나 처방 약과 함께 섭취해도 큰 문제는 없지만, 약물의 흡수를 방해하지 않도록 최소 2시간 이상의 간격을 두고 섭취하

시는 것이 좋습니다.

특히 간에서 대사되는 약물을 많이 드시는 경우, 유황의 해독 작용이 간에 추가적인 부담을 줄 수 있으므로 주의가 필요합니다. 만약 항암 치료 중이거나 면역 억제제를 섭취하고 있다면 유황의 강력한 면역 활성 작용이 치료 방향과 충돌할 수 있으니, 이 경우에는 반드시 담당 의사에게 섭취 사실을 알리거나 섭취 가능 여부를 미리 상의해야 합니다.

Q15

법제유황과 아스피린을 함께 섭취해도 괜찮을까요?

A 아스피린이나 와파린 같은 혈전용해제(혈액응고 저지제)를 복용 중인 분들은 각별한 주의가 필요합니다.

법제유황은 혈액 순환을 돕고 혈소판 응집을 다소 억제하는 성질이 있습니다. 따라서 혈액을 묽게 만드는 아스피린과 함께 고용량으로 섭취할 경우, 지혈이 더뎌지거나 멍이 쉽게 드는 등의 부작용이 나타날 가능성이 있습니다. 심혈관 질환으로 약을 드시고 계신다면 유황 섭취 전 전문가와 상담하여 용량을 아주 낮게 설정하거나 섭취 여부를 신중히 결정하시기 바랍니다.

참고로, 식이유황(MSM)의 전신이라 할 수 있는 DMSO의 경우 섭취 시 혈소판 응집을 방해할 수 있고 MSM도 마찬가지로 혈소판 응집을 방해하여서 혈액을 묽게 하는 아스피린과 비슷한 효과를 낳을 수 있습니다. 아스피린은 이 응혈 활동을 감소시키는 데 도움을 주는 것으로 알려져 왔으며, 때문에 심장혈관 예방제로 아스피린을 처방하는 경우가 있습니다. 따라서 아스피린처럼 혈액을 묽게 하는 약을 많이 복용할 경우에는 비슷한 효능이 있는 MSM를 섭취할 때 자반증과 출혈을 주의해야 합니다.

Q16

법제유황을 장기 섭취해도 될까요?

A 유황은 우리 몸의 8대 필수 영양소 중 하나로, 체내에서 합성되지 않아 반드시 외부에서 보충해 주어야 하는 미네랄입니다.

따라서 권장량을 지킨다면 장기간 꾸준히 섭취하는 것이 오히려 건강 유지에 도움이 됩니다. 법제유황이나 식이유황을 수년간 장기적으로 섭취하면서 통증 완화와 면역 체계 강화에 효과를 보는 분들이 많이 있습니다. 유황은 장기간 섭취가 가능할 뿐만 아니라 오히려 장기간 섭취할 수록 효과를 볼 수 있는 성분입니다.

다만, 장기 섭취 시에는 우리 몸이 특정 영양소에 과하게 의존하지 않도록 6개월 정도 섭취 후 1~2주 정도 휴지기를 갖는 것도 좋은 방법입니다. 또한 장기 섭취 중에는 정기적인 건강 검진을 통해 간과 신장의 수치를 체크하며 내 몸의 상태를 잘 살피는 자세가 필요합니다.

Q17

법제유황 제품 섭취 시 호전반응은 어떤 증상이 있나요?

A 호전반응은 몸 안의 독소가 빠져나가고 막혔던 혈류가 뚫리면서 일시적으로 나타나는 현상입니다. 유황을 섭취하기 시작하면 우리 몸은 수년간 쌓아온 독소를 배출하고 세포의 활성화를 이루는 과정이 일어나는데 이 과정에서 나타나는 일시적인 불편함을 호전반응이라 합니다. 이는 치유를 위한 정화 작업이 본격화되었음을 알리는 신호라고 할 수 있습니다.

일반적으로 호전반응은 새로운 약재를 복용했을 때 일시적으로 나타날 수 있으나, 증상의 불편함이 지속된다면 섭취를 중단하고 전문가와 상의해야 합니다. 다음과 같은 증상은 호전반응이라고 할 수 있습니다.

* **피부 반응** : 몸속에 정체되어 있던 노폐물이 혈류를 타고 피부 표면으로 밀려 나오면서 가려움증, 붉은 발진, 평소 없던 뾰루지가 올라올 수 있습니다.

* **통증 변화** : 만성적으로 아팠던 관절이나 근육 부위의 미세 혈관이 확장되면서 혈류량이 급격히 늘어나면서 신경이 자극받아 일시적으로 해당 부위가 더 욱신거리거나 부어오르는 느낌을 받을 수 있습니다. 굳었던 조직이 부드러워지는 과정에서 발생하는 통증입니다.

* **전신 반응** : 체내 대사가 활발해지면서 목이 자주 마르거나 가벼운 어지럼증, 혹은 몸살 기운처럼 나른하거나 졸음이 쏟아질 수 있습니다. 세포가 에너지를 생성하며 노폐물을 처리하는 데 전력을 다하는 과정에서 일어날 수 있습니다.

* **배설 반응** : 유황의 항균 작용으로 인해 장내 유해균이 사멸하면서 가스가 차거나 설사, 혹은 변비가 나타나기도 합니다. 황세균인 유익균이 자리를 잡는 장내 환경 리모델링 과정이라 할 수 있습니다.

Q18

섭취 시 호전반응과 부작용은 어떻게 구분하면 되나요?

A 가장 큰 차이는 '지속 시간' 과 '전반적인 컨디션' 에 있습니다.

호전반응은 보통 3일에서 일주일 내에 사라지며, 증상이 나타나는 중에도 아침에 일어날 때 몸이 가볍거나 안색이 좋아지는 등 전반적인 생체 에너지는 올라가는 느낌을 받습니다.

반면, 부작용은 섭취를 계속할수록 증상이 악화되거나 일주일 넘게 지속되며, 소화 불량이나 두통으로 인해 일상생활이 점점 더 힘들어집니다. 만약 증상이 너무 고통스럽거나 열흘 이상 이어진다면 섭취를 즉시 중단하고 전문가의 진단을 받아야 합니다.

Q19

피부에 바르는 유황 제품도 있다고 하던데 어떤 형태가 있으며 어떻게 활용하면 될까요?

A 바르는 유황 제품은 피부 트러블과 국소 부위 통증 완화에 아주 효과적입니다.

* 크림/젤 형태 : 여드름, 습진, 건선 같은 피부 질환 부위에 바르면 강력한 살균 및 항염 작용을 합니다.

* 밤(Balm)/연고 형태 : 관절이나 근육이 아픈 부위에 바르고 마사지하면 유황 성분이 피부를 통해 직접 흡수되어 통증을 가라앉히는 데 도움을 줍니다.

* 입욕제 : 온천욕 효과를 집에서 누릴 수 있도록 가루나 액상 형태로 나옵니다. 전신 혈액 순환을 돕고 아토피나 거친 피부결을 매끄럽게 관리하는 데 탁월합니다.

Q20

법제유황과 함께 섭취하면 좋은 영양 성분에는 어떤 것들이 있나요?

A 유황의 효능을 극대화해 주는 '환상의 짝꿍' 영양소들은 다음과 같은 것들이 있습니다.

* 비타민C

→ 유황이 콜라겐을 형성할 때 필수적인 촉매제 역할을 합니다. 함께 드시면 피부 탄력과 연골 재생 효과가 배가됩니다.

* 글루코사민, 콘드로이친

→ 관절 건강을 위해 유황을 드신다면 이 성분들을 빼놓을 수 없습니다. 유황이 연골 구조를 탄탄하게 하고, 이 성분들이 연골의 윤활유 역할을 하여 시너지를 냅니다.

* 비타민D, 칼슘

→ 뼈 건강을 목적으로 할 때 유황은 뼈의 유연성(인성)을 담당하고, 칼슘은 단단함(경성)을 담당하여 튼튼한 골격을 만듭니다.

우리집 건강 주치의,
〈내 몸을 살린다〉 시리즈 살펴보기

1. 비타민, 내 몸을 살린다
2. 물, 내 몸을 살린다
3. 영양요법, 내 몸을 살린다
4. 면역력, 내 몸을 살린다
5. 온열요법, 내 몸을 살린다
6. 디톡스, 내 몸을 살린다
7. 생식, 내 몸을 살린다
8. 다이어트, 내 몸을 살린다
9. 통증클리닉, 내 몸을 살린다
10. 천연화장품, 내 몸을 살린다
11. 아미노산, 내 몸을 살린다
12. 오가피, 내 몸을 살린다
13. 석류, 내 몸을 살린다
14. 효소, 내 몸을 살린다
15. 호전반응, 내 몸을 살린다
16. 블루베리, 내 몸을 살린다
17. 웃음치료, 내 몸을 살린다
18. 미네랄, 내 몸을 살린다
19. 항산화제, 내 몸을 살린다
20. 허브, 내 몸을 살린다
21. 프로폴리스, 내 몸을 살린다
22. 아로니아, 내 몸을 살린다
23. 자연치유, 내 몸을 살린다
24. 이소플라본, 내 몸을 살린다
25. 건강기능식품, 내 몸을 살린다

**젊게, 건강하게, 오래오래 살고싶은
현대인들의 건강백서!**

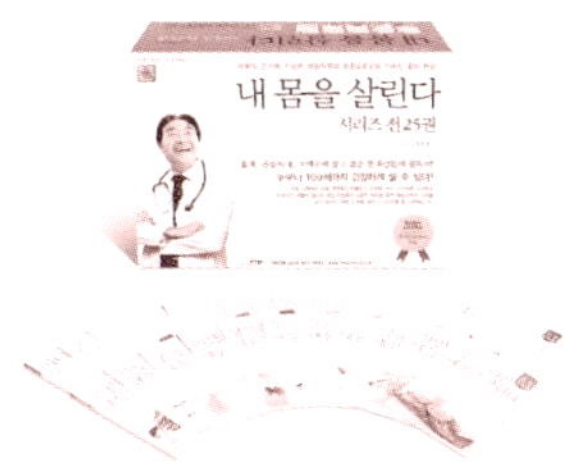

우리집 건강 주치의,
〈내 몸을 살리는〉 시리즈 살펴보기

1. 내 몸을 살리는, 노니
2. 내 몸을 살리는, 해독주스
3. 내 몸을 살리는, 오메가-3
4. 내 몸을 살리는, 글리코영양소
5. 내 몸을 살리는, MSM
6. 내 몸을 살리는, 트랜스터팩터
7. 내 몸을 살리는, 안티에이징
8. 내 몸을 살리는, 마이크로바이옴
9. 내 몸을 살리는, 수소수
10. 내 몸을 살리는, 게르마늄
11. 내 몸을 살리는, 혈행 건강법

각권 3,000원

〈내 몸을 살린다, 내 몸을 살리는〉
시리즈가 특별한 이유

1. 누구나 쉽게 접할 수 있게 내용을 담았습니다. 일상 속의 작은 습관들과 평상시의 노력만으로도 건강한 상태를 유지할 수 있도록 새로운 건강 지표를 제시합니다.

2. 한 권씩 읽을 때마다 건강 주치의가 됩니다. 오랜 시간 검증된 다양한 치료법, 과학적 · 의학적 수치를 통해 현대인이라면 누구나 쉽게 적용할 수 있도록 구성되어 건강관리에 도움을 줍니다.

3. 요즘 외국의 건강도서들이 주류를 이루고 있습니다. 가정의학부터 영양학, 대체의학까지 다양한 분야의 국내 전문가들이 집필하여, 우리의 인체 환경에 맞는 건강법을 제시합니다.

당신이 생각한 마음까지도 담아 내겠습니다!!

책은 특별한 사람만이 쓰고 만들어 내는 것이 아닙니다.
원하는 책은 기획에서 원고 작성, 편집은 물론,
표지 디자인까지 전문가의 손길을 거쳐
완벽하게 만들어 드립니다.
마음 가득 책 한 권 만드는 일이 꿈이었다면
그 꿈에 과감히 도전하십시오!

업무에 필요한 성공적인 비즈니스뿐만 아니라 성공적인 사업을 하기 위한
자기계발, 동기부여, 자서전적인 책까지도 함께 기획하여 만들어 드립니다.
함께 길을 만들어 성공적인 삶을 한 걸음 앞당기십시오!

도서출판 모아북스에서는 책 만드는 일에 대한 고민을 해결해 드립니다!

모아북스에서 책을 만들면 아주 좋은 점이란?

1. 전국 서점과 인터넷 서점을 동시에 직거래하기 때문에 책이 출간되자마자 온라인, 오프라인 상에 책이 동시에 배포되며 수십 년 노하우를 지닌 전문적인 영업마케팅 담당자에 의해 판매부수가 늘고 책이 판매되는 만큼의 저자에게 인세를 지급해 드립니다.

2. 책을 만드는 전문 출판사로 한 권의 책을 만들어도 부끄럽지 않게 최선을 다하며 전국 서점에 베스트셀러, 스테디셀러로 꾸준히 자리하는 책이 많은 출판사로 널리 알려져 있으며, 분야별 전문적인 시스템을 갖추고 있기 때문에 원하는 시간에 원하는 책을 한 치의 오차 없이 만들어 드립니다.

기업홍보용 도서, 개인회고록, 자서전, 정치에세이, 경제 · 경영 · 인문 · 건강도서

모아북스
MOABOOKS   문의 0505-627-9784

법제유황의 기적

초판 1쇄 인쇄 2026년 03월 10일
2쇄 발행 2026년 03월 19일

지은이 송봉준 · 김성철
발행인 이용길
발행처 모아북스 MOABOOKS

총괄 정윤상
디자인 이룸
관리 양성인

출판등록번호 제 10-1857호
등록일자 1999. 11. 15
등록된 곳 경기도 고양시 일산동구 호수로(백석동) 358-25 동문타워 2차 519호
대표 전화 0505-627-9784
팩스 031-902-5236
홈페이지 www.moabooks.com
이메일 moabooks@hanmail.net
ISBN 979-11-5849-292-2 03510